Rushit J Patel
Bhavik A Miyani

Células estaminais em cirurgia oral e maxilofacial

Rushit J Patel
Bhavik A Miyani

Células estaminais em cirurgia oral e maxilofacial

ScienciaScripts

Imprint
Any brand names and product names mentioned in this book are subject to trademark, brand or patent protection and are trademarks or registered trademarks of their respective holders. The use of brand names, product names, common names, trade names, product descriptions etc. even without a particular marking in this work is in no way to be construed to mean that such names may be regarded as unrestricted in respect of trademark and brand protection legislation and could thus be used by anyone.

Cover image: www.ingimage.com

This book is a translation from the original published under ISBN 978-620-2-31839-6.

Publisher:
Sciencia Scripts
is a trademark of
Dodo Books Indian Ocean Ltd. and OmniScriptum S.R.L publishing group

120 High Road, East Finchley, London, N2 9ED, United Kingdom
Str. Armeneasca 28/1, office 1, Chisinau MD-2012, Republic of Moldova, Europe
Printed at: see last page
ISBN: 978-620-8-03674-4

ÍNDICE

CAPÍTULO 1

1. ABREVIATURAS

Abbreviation	*Definition*
2D	Two-Dimensional
3D	Three-Dimensional
ADM	Acellular Dermal Matrix
ADSC	Adipose Derived Stem Cell
AMBN	Ameloblastin
AMELX	Amelogenin
ASC	Adult Stem Cell
BDX	Bovine-Derived Xenograft
BMP	Bone Morphogenic Protein
BMSC	Bone Marrow Stem Cell
b-TCP	b-Tricalcium Phosphate
CAL	Cell-Assisted Lipotransfer
CSC	Cancer Stem Cell
CT	Computed Tomography
DBM	Demineralized Bone Matrix
DFDBA	Demineralized Freeze-Dried Bone Allograft
DFPC	Dental Follicle Progenitor Cells
DMEM	Dulbecco's Modified Eagle Medium
Dnmt1	DNA Methyltransferase 1
dpn	day post-natal
DPSC	Dental Pulp Stem Cells

EBM	Eagle's Basal Medium
ECM	Extracellular Matrix
EGF	Epidermal Growth Factor
EMD	Enamel Matrix Derivative
EMP	Enamel Matrix Protein
ENAM	Enamelin
EPCs	Endothelial Progenitor Cells
ESC	Embryonic Stem Cell
ETGC-CM	Embryonic Tooth Germ Cell-Conditioned Medium
FACS	Fluorescent Activated Cell Sorting
FBS	Fetal Bovine Serum
FEA	Finite Element Analysis
FGF	Fibroblastic Growth Factor
GFs	Growth factors
HPL	Human Platelet Lysate
HSC	Hematopoietic Stem Cell
HSCT	Hematopoietic Stem Cell Transplantation
IGF1	Insulin-like Growth Factor 1
IHC	Immuno Histo Chemical
IMDPS	Immature Dental Pulp Stem Cells
iPC	Induced Pluripotent Cells
IPSC	Induced Pluripotent Stem Cell
MEM	Minimum Essential Medium
MSC	Mesenchymal Stem Cell

MSCT	Mesenchymal Stem Cell Transplantations
PBS	Phosphate Buffered Saline
PDGF	Platelet-Derived Growth Factor
PDLFs	Periodontal Ligament Fibroblasts
PDLSC	Periodontal Ligament Stem Cells
PGA	Polyglycolic Acid
PLA	Polylactic Acid
PRF	Platelet-Rich Fibrin
PRP	Platelet-Rich Plasma
PRPGF	Platelet Rich Plasma and Growth Factors
RPMIM	Roswell Park Memorial Institute Medium
RUNX2	Runt-Related Transcription Factor 2
SCAP	Stem Cells from Apical Papilla
SCID	Severe Combined Immunodeficient
SET	Staged cell- Enriched Tissue Injection
SHED	Stem Cells from Exfoliated Deciduous Teeth
Shh	Sonic hedgehog
SMA +	Smooth Muscle Actin positive
SSEA	Stage-Specific Embryonic Antigen
SVF	Stromal Vascular Fraction
TGFB	Transforming Growth Factor Beta
Tmsb4	Thymosin Beta 4
UC-MSCs	Umbilical Cord-Derived Mesenchymal Stem Cells
VEGFA	Vascular Endothelial Growth Factor A

CAPÍTULO 2

2. INTRODUÇÃO

"As células estaminais são geralmente definidas como células clonogénicas, indiferenciadas, capazes de se auto-renovarem e de darem origem a um ou mais tipos de descendentes de células diferenciadas[1] " Encontram-se na quase maioria dos organismos multicelulares e caracterizam-se pela capacidade de se renovarem através da divisão celular mitótica, mantendo o estado indiferenciado. A terapia com células estaminais envolve a manipulação das células *in vitro* e a sua utilização para fins terapêuticos. As aplicações possíveis das células estaminais são a substituição e a reparação de tecidos e órgãos. A substituição da estrutura oromaxilofacial é difícil, uma vez que funções como a expressão facial, a articulação, a mastigação e a deglutição são delicadas e constituídas por uma estrutura anatómica complexa formada por tecidos moles e duros. As células estaminais, os materiais biomiméticos e os factores de crescimento são essenciais para formar estas estruturas tridimensionais. A regeneração das estruturas orais e maxilofaciais pode ser efectuada através da terapia com células estaminais, que tem vindo a ganhar força nos últimos dias. [2]

PROPRIEDADES DAS CÉLULAS ESTAMINAIS [2]: -

Uma célula estaminal clássica deve possuir duas propriedades: **auto-renovação** e **potência**.

- *A auto-renovação* é a capacidade da célula de se submeter a numerosos ciclos de divisão celular mantendo o estado indiferenciado. Uma célula estaminal ideal deve ter a capacidade de se auto-renovar para além do limite **de "Hayflicks"** (a capacidade de a célula proliferar até cerca de 40-60 duplicações da população antes de atingir a senescência).
- *Potência* significa a capacidade de diferenciação da célula estaminal.

TIPOS DE CÉLULAS ESTAMINAIS [2]: -

As células estaminais podem ser divididas em

1. Células estaminais embrionárias
2. Células estaminais adultas
    - Células estaminais hematopoiéticas
    - Células estaminais mesenquimais
3. Células estaminais pluripotentes induzidas

1. CÉLULA ESTAMINAL EMBRIONÁRIA

As células estaminais embrionárias são capazes de uma diferenciação multipotencial, mas a sua viabilidade clínica é limitada devido a questões éticas. A massa celular interna (a parte que formaria o feto) do embrião é utilizada para formar linhas de células embrionárias. As células estaminais embrionárias têm potencial para se diferenciarem em camadas germinativas, nomeadamente a ectoderme, a endoderme e a mesoderme. A tumorigénese e a rejeição imunitária são comuns nas células estaminais embrionárias.

2. CÉLULA ESTAMINAL ADULTA

As células estaminais adultas são células estaminais multipotentes. Foram colhidas de diferentes tipos de tecidos como a medula óssea, o cordão umbilical, o líquido amniótico, o tecido cerebral, o fígado, o pâncreas, a córnea, a polpa dentária e o tecido adiposo. As células estaminais adultas são comparativamente mais fáceis de isolar e não apresentam quaisquer problemas éticos. A rejeição imunitária e a formação de teratomas também são raras no caso das células estaminais adultas. As células estaminais adultas são habitualmente utilizadas na prática atual.

3. CÉLULA ESTAMINAL PLURIPOTENTE INDUZIDA

As células estaminais pluripotentes induzidas (IPS) são um conceito em evolução no qual 3-4 genes presentes nas células estaminais são transfectados para as células dadoras utilizando vectores adequados. As células estaminais assim derivadas por cultura terão propriedades quase semelhantes às das células estaminais embrionárias. Esta descoberta pioneira pode ter um papel importante na futura terapia com células estaminais.

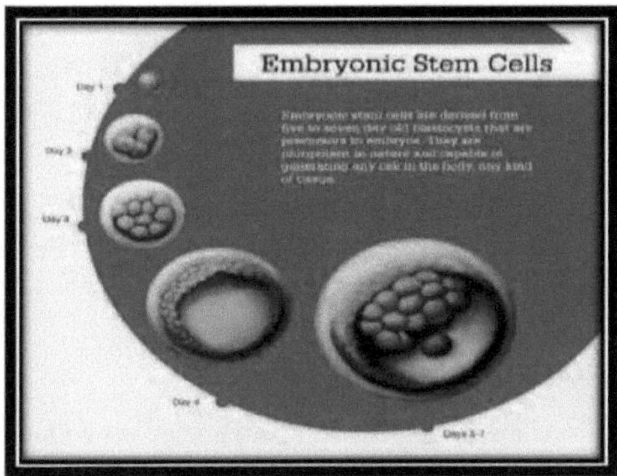

Embryonic Stem Cell

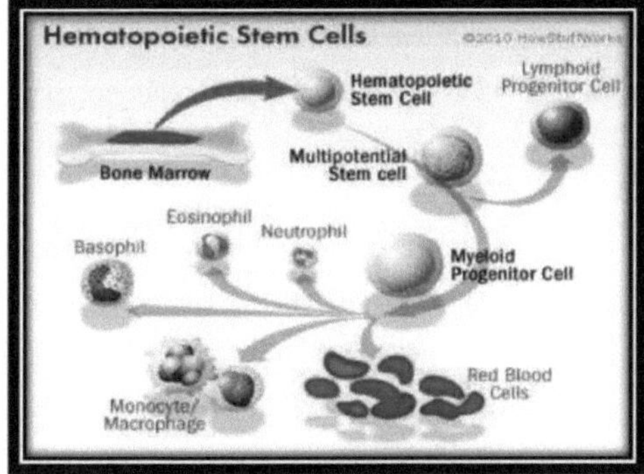

Hematopoietic Stem Cell

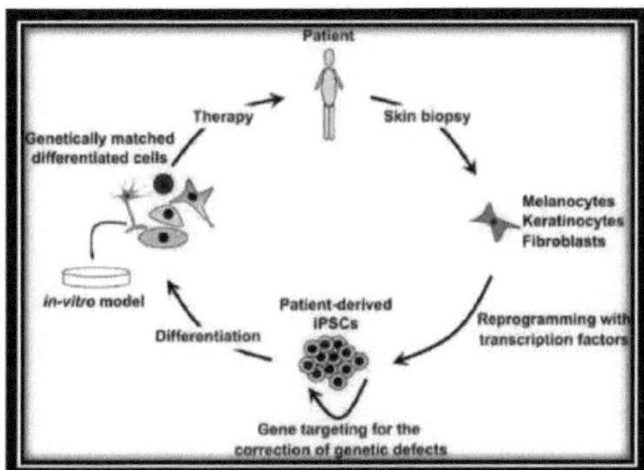

Induced Pluripotent Stem Cell

FONTES DE CÉLULAS ESTAMINAIS: -[2]

A região oral e maxilofacial pode ser tratada com células estaminais das seguintes fontes

1. Medula óssea
2. Tecido adiposo
3. Células estaminais da região oral e maxilofacial

1. MARROTA DE OSSO

As células estaminais da medula óssea (BMSCs) podem ser colhidas do **esterno** ou da **crista ilíaca**. São compostas por células estaminais hematopoiéticas e células estaminais mesenquimais (MSCs). A maioria das estruturas orais oro-maxilo-faciais é formada por células mesenquimatosas. A vantagem da medula óssea é que possui um maior volume de células estaminais e pode ser diferenciada numa grande variedade de células. O isolamento de BMSCs só pode ser efectuado sob anestesia geral, com possível dor pós-operatória.

2. TECIDO ADIPOSO

Podem ser colhidas a partir do aspirado de lipectomia ou de lipoaspiração. As células estaminais derivadas do tecido adiposo (ADSC) contêm um grupo de células estaminais mesenquimatosas pluripotentes que apresentam uma diferenciação em várias linhas. A vantagem do tecido adiposo é o facto de ser facilmente acessível e abundante em muitos indivíduos.

3. CÉLULAS ESTAMINAIS DA REGIÃO ORAL E MAXILOFACIAL

As células estaminais da região oral e maxilofacial contêm predominantemente células estaminais mesenquimatosas. Na região oral e maxilofacial, foram isolados e caracterizados diferentes tipos de células estaminais dentárias. Estes incluem,

- Células estaminais da polpa dentária (DPSCs)
- Células estaminais de dentes decíduos esfoliados (SHED)
- Células estaminais do ligamento periodontal (PDLSCs)
- Células estaminais da papila apical (SCAP)
- Células progenitoras do folículo pericoronário (DFPCs)

Estas células estaminais dentárias têm qualidades semelhantes às das MSC, como o potencial de auto-renovação e de diferenciação.

1. As DPSCs foram isoladas com sucesso por Gronthos *et al.*, em 2000. Conseguiram demonstrar células semelhantes a odontoblastos a partir de DPSCs que produzem dentina ectópica em ratinhos imunocomprometidos.
2. As SHED foram identificadas como células de maior taxa de proliferação, com duplicações populacionais aumentadas, células clonogénicas multipotentes imaturas isoladas de dentes decíduos que podem diferenciar-se em vários tipos de células.
3. As PDLSCs foram isoladas a partir do ligamento periodontal de 25 terceiros molares humanos por Seo BM *et al.* Estas demonstraram a existência de células cementóides e adipócitos quando transplantadas para roedores imunocomprometidos.
4. Sonoyama *et al.* isolaram células estaminais mesenquimais da papila apical, também designada SCAP, que é capaz de formar células semelhantes a odontoblastos *in vivo*.
5. Morsczeck C *et al.* obtiveram células estaminais do folículo dentário denominadas células precursoras do folículo dentário (DFPCs) que podem formar cementoblastos, células PDL e osteoblastos.

VANTAGENS DAS CÉLULAS ESTAMINAIS DENTÁRIAS: - [2]

As vantagens das células estaminais da região oral e maxilofacial são as seguintes

1. Possuem elevada plasticidade.
2. Pode ser criopreservado durante um período mais longo (ideal para bancos de células estaminais).
3. Mostrou uma boa interação com o suporte e os factores de crescimento.
4. Os transplantes de células estaminais podem causar a transmissão de agentes patogénicos e também necessitam de imunossupressão, pelo que a fonte autóloga de células estaminais é a melhor opção. As células estaminais da polpa dentária serão a ferramenta mais adequada devido ao fácil acesso cirúrgico e à muito baixa morbilidade do local anatómico após a recolha da polpa.

ARMAZENAMENTO E TRANSPORTE DE CÉLULAS ESTAMINAIS: - [2]

As amostras de tecido contendo células estaminais foram colocadas num frasco com tampa de rosca contendo um meio adequado, que as nutre durante o transporte. A amostra deve chegar à instalação de armazenamento de processamento antes de 40 horas. No laboratório, as amostras foram tripsinizadas e passadas para produzir colónias de células estaminais. O tipo de célula pretendido pode ser manipulado através da utilização de sinais indutores corretos e de factores de crescimento adequados às células estaminais.

MARCADORES DE CÉLULAS ESTAMINAIS E ANDAIMES: - [2]

As células estaminais cultivadas devem ser submetidas a marcadores de células estaminais, como Oct4, Nanog, SSEA4, TRA-1-60 e TRA-1-81, antes de serem administradas aos doentes, para se conhecer a linhagem da célula. As células estaminais cultivadas devem ser submetidas a um teste de endotoxina obrigatório para excluir qualquer contaminação microbiana. As células estaminais são carregadas num suporte adequado denominado **"andaime"** para fechar os defeitos ou substituir o órgão. O andaime pode ter diferentes formas, padrões e biomateriais. Consoante a necessidade, pode ser constituído por materiais naturais ou artificiais e pode ser biodegradável ou não biodegradável. São utilizados materiais como o ácido poli-lático, o ácido poliglicólico (PGA), o politereftalato de etileno, o fumarato de polipropileno, a hidroxiapatite/fosfato tricálcico, a fibrina, os alginatos e o colagénio.

APLICAÇÃO CLÍNICA DA TERAPIA COM CÉLULAS ESTAMINAIS NA MEDICINA ORAL E REGIÃO MAXILOFACIAL: - [2]

As estruturas de interesse na região oral e maxilofacial incluem o esmalte, a dentina, a polpa dentária, o cemento, o ligamento periodontal, os ossos craniofaciais, a articulação temporo-mandibular, os ligamentos, os músculos esqueléticos, os tendões, a pele, os tecidos moles subcutâneos e as glândulas salivares.

A. REGENERAÇÃO DA DENTINA E DA POLPA: - [2]

O tecido da polpa dentária tem o potencial regenerativo para formar dentina em resposta a qualquer lesão. Foi observada a formação de dentina tubular quando células estaminais da polpa humana com scaffold (hidroxiapatite/fosfato tricálcico) foram implantadas em ratos imunocomprometidos. Foi observada a formação de dentina reparadora na polpa amputada quando as células estaminais foram combinadas com a proteína morfogenética óssea humana recombinante 2 (BMP 2) em estudos experimentais em modelos animais.

A regeneração da polpa no interior do dente danificado pode ser a aplicação clínica básica da terapia com células estaminais em medicina dentária. O tratamento do canal radicular num molar permanente jovem interromperá o processo contínuo de maturação do dente, deixando-o com uma casca de ovo fina e fraca, suscetível de fratura. A regeneração da polpa através da terapia com células estaminais será uma melhor opção. As células estaminais colhidas da polpa de dentes não desejados, como o terceiro molar, podem ser utilizadas para regenerar a polpa de um dente gravemente ferido, evitando assim a necessidade de tratamento endodôntico em adultos.

B. CÉLULAS ESTAMINAIS NA REGENERAÇÃO PERIODONTAL: - [2]

As células estaminais serão uma ferramenta promissora para regenerar as estruturas periodontais, como o ligamento periodontal e outros elementos de suporte. As BMSCs foram utilizadas por Kawaguchi *et al.* pela sua capacidade de regenerar o tecido periodontal e reparar defeitos periodontais. As BMSC têm a capacidade de produzir osso alveolar, ligamento periodontal e cemento *in vivo* após implantação nos defeitos periodontais. Assim, ficou provado que as BMSCs constituem uma fonte alternativa para o tratamento de doenças periodontais. Foram utilizadas células estaminais mesenquimais autólogas da crista ilíaca em combinação com plasma rico em plaquetas do sangue periférico para a regeneração periodontal. Observou-se um encerramento significativo do defeito ósseo e uma melhoria do nível de fixação após um ano de acompanhamento. Também se registou uma boa cicatrização e regeneração da papila interdentária.

Nagatomo *et al.*, nos seus estudos experimentais, descobriram que as células PDL com propriedades de células estaminais podem regenerar o periodonto. Foi demonstrado que o transplante de células derivadas da PDL em modelos animais regenera o tecido periodontal.

Iwata *et al.* colheram e expandiram células PDL caninas primárias *in vitro* e também criaram construções transplantáveis contendo PGA Scaffold e folhas de células PDL. As construções transplantáveis em combinação com bTCP poroso (b -tricálcio fosfato) induziram a regeneração de estruturas periodontais, incluindo osso alveolar, cemento e fibras periodontais. Liu *et al.* regeneraram o tecido periodontal em suínos em miniatura utilizando suportes semeados com células estaminais derivadas do ligamento periodontal. As PDLSCs podem diferenciar-se em células que podem colonizar o scaffold biocompatível, sugerindo uma fonte autóloga fácil e eficiente de células estaminais para a regeneração de tecidos dentários. Marie MK *et al.*, na sua experiência com uma cabra, conseguiram regenerar os tecidos periodontais à volta de um implante de titânio utilizando células estaminais autólogas da medula óssea com um suporte.

C. REGENERAÇÃO DOS DEFEITOS CRANIOFACIAIS: - [2]

As células estaminais podem ser úteis na regeneração do osso e na correção de grandes defeitos craniofaciais devidos a enucleação de quistos, ressecção de tumores e traumatismos. O encerramento de um defeito ósseo é normalmente efectuado com a transferência de tecido, que tem desvantagens como a incapacidade de restaurar a função única da parte perdida, a morbilidade do local doador, acompanhada de cicatrizes, infeção e perda de função. As células estaminais derivadas do tecido adiposo foram utilizadas para tratar o defeito calvarial (120 cm^2) de uma menina de 7 anos que sofreu um traumatismo craniano grave. As células estaminais adiposas autólogas foram extraídas da região glútea juntamente com enxerto ósseo da crista ilíaca. A cola de fibrina autóloga que mantém as células no lugar foi preparada por crioprecipitação. Esta técnica bem sucedida deu novos raios de esperança de que as ADSC possam ser utilizadas em procedimentos reconstrutivos difíceis.

A reconstrução de tecidos moles na região oromaxilofacial é de extrema importância quando há perda significativa de tecidos moles durante a cirurgia ou trauma. Foram experimentados vários métodos, incluindo a transferência de enxertos e retalhos, que produziram morbilidade na zona doadora. Alhadlaq *et al.*, nos seus estudos experimentais, descobriram que as MSC humanas podem transformar-se em células adiposas quando expostas a um meio indutor adipogénico. As células adiposas com um suporte de forma adequada podem ser utilizadas para a reconstrução de tecidos moles.

As células estaminais isoladas da polpa dentária têm potencial para se diferenciarem em osteoblastos e são uma boa fonte para a formação óssea. As células estaminais da região oral e maxilofacial podem ser combinadas com células estaminais da medula óssea para corrigir defeitos maiores. A reparação do tecido ósseo oromaxilofacial com células estaminais foi feita utilizando um suporte de esponja de colagénio e células estaminais da polpa dentária colhidas dos terceiros molares do mesmo paciente. Lagenbach *et al.*, nos seus estudos *in vitro*, utilizaram microesferas (construção de tecido sem andaime) para fechar defeitos ósseos de tamanho crítico. Verificaram que as microesferas diferenciadas osteogenicamente com células em crescimento podem ser utilizadas para preencher defeitos ósseos.

Este novo procedimento tem a vantagem adicional de permitir o transplante de mais células e uma melhor integridade em comparação com as suspensões ou géis de células. As células estaminais isoladas de SHED promoveram significativamente a cicatrização de feridas em ratos nus, provando que os dentes decíduos podem ser utilizados para o tratamento de feridas crónicas. Esta aplicação pode ser alargada à região oromaxilofacial para melhorar a cicatrização de feridas.

D. TECIDOS FUTUROS: - [2]

Futuros tecidos como enxertos ósseos de engenharia de tecidos, articulações de engenharia e suturas cranianas podem ser desenvolvidos com terapia de células estaminais. Para desenvolver o domínio da engenharia de tecidos craniofaciais, é necessária uma equipa de profissionais que inclua biólogos de células estaminais, biólogos moleculares, geneticistas, cientistas de polímeros e materiais, engenheiros mecânicos e clínicos com conhecimentos sobre doenças orais e maxilofaciais. A capacidade de conceber osso anatomicamente viável e funcional teria um grande potencial para reconstruções oromaxilofaciais de defeitos congénitos, ressecções de cancro e traumatismos. Os enxertos ósseos viáveis com forma anatómica, como os côndilos articulares, podem ser concebidos utilizando células estaminais mesenquimatosas adultas e um biorreactor de suporte biomimético.

Foi criada uma articulação temporo-mandibular com engenharia de tecidos, tendo como inspiração o processo natural de construção óssea. Foram feitas estruturas em forma de côndilo utilizando osso descelularizado com a ajuda de imagens clínicas digitalizadas. As células estaminais foram semeadas no suporte e colocadas numa câmara de biorreactor contendo meio de cultura. No futuro, esta técnica pode ser aplicada para regenerar outros ossos na região oromaxilofacial.

CAPÍTULO 3

3. ANTECEDENTES HISTÓRICOS [3]

As células estaminais têm uma história interessante que tem sido um pouco manchada de debate e controvérsia. Em meados do século XIX, descobriu-se que as células eram basicamente os blocos de construção da vida e que algumas células tinham a capacidade de produzir outras células.

Foram feitas tentativas para fertilizar óvulos de mamíferos fora do corpo humano e, no início do século XX, descobriu-se que algumas células tinham a capacidade de gerar células sanguíneas.

Desde o século XIX, cientistas de todo o mundo têm estudado as células estaminais, desde plantas a ratos, passando por doentes em busca de uma cura para as suas doenças.

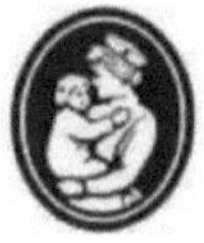

1868

O termo "célula estaminal" aparece na literatura científica, quando o biólogo alemão

Ernst Haeckel utiliza a expressão célula estaminal para descrever o óvulo fertilizado que se torna um organismo e também para descrever o organismo unicelular que actuou como célula ancestral de todos os seres vivos da história.

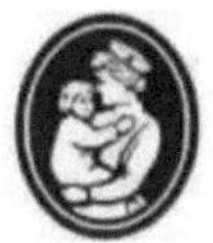

1886

William Sedgwick utiliza o termo "células estaminais" para descrever as partes de uma planta que crescem e se regeneram.

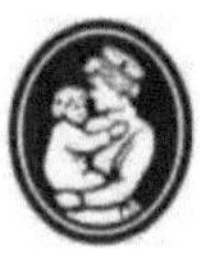

1 de junho de 1909

Alexander Maximow, um académico russo, dá uma palestra na Conferência Hematológica de Berlim Sociedade baseada na teoria de que todas as células sanguíneas provêm da mesma célula ancestral. Isto introduz a ideia de células estaminais do sangue que são multipotentes ou que têm a capacidade de se diferenciar em vários tipos de células.

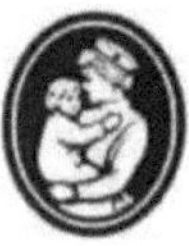

1953

Leroy Stevens, um cientista do Maine que realizava investigação sobre o cancro em ratos, encontrou grandes tumores nos seus escrotos. Estes tumores, conhecidos como teratomas, continham misturas de células diferenciadas e indiferenciadas, incluindo tecido piloso, ósseo, intestinal e sanguíneo.

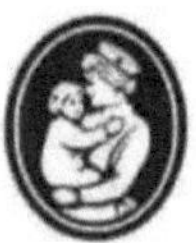

1957

E. Donnall Thomas, um médico-cientista que trabalha em Seattle, tenta efetuar o primeiro transplante de medula óssea humana. (Mais tarde, em 1990, recebe o **Prémio Nobel** por este trabalho).

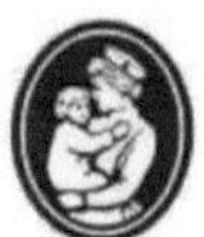

2 de fevereiro de 1963

Os cientistas canadianos **Ernest McCulloch** e **James Till** realizam experiências na medula óssea de ratinhos e observam que as diferentes células sanguíneas provêm de uma classe especial de células. Esta é uma das primeiras provas da existência de células estaminais do sangue.

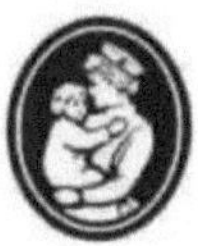

1968

Robert A. Good, da Universidade de Minnesota, efectua o primeiro transplante de medula óssea bem sucedido numa criança que sofria de uma deficiência imunitária que matava outras pessoas da sua família. O rapaz recebeu medula óssea da sua irmã e tornou-se num adulto saudável.

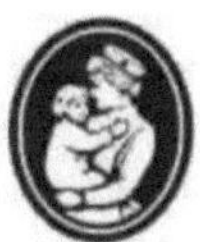

1981

Dois cientistas, **Martin Evans**, da Universidade de Cambridge, e **Gail Martin**, da Universidade da Califórnia, em São Francisco, realizam estudos separados e obtêm células estaminais pluripotentes a partir de embriões de ratinhos. Estas células iniciais são as primeiras células estaminais embrionárias a serem isoladas.

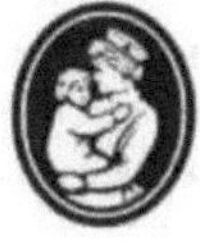

5 de dezembro de 1986

Andrew Lassar e **Harold Weintraub**, de Seattle, Washington, apresentam os resultados de uma experiência em que converteram fibroblastos de roedores (um tipo de tecido conjuntivo) diretamente em mioblastos (que geram células musculares), utilizando um único gene (MyoD). A capacidade de converter um tipo de célula adulta noutro tipo de célula pode ser importante para a medicina regenerativa.

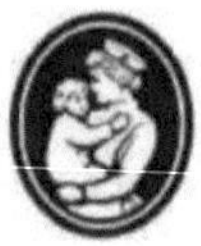

1989

A investigação dos cientistas **Mario Capecchi**, **Martin Evans** e **Oliver Smithies** reúne-se, criando os primeiros "ratos knockout", ou seja, ratos especialmente criados em laboratório para não possuírem genes específicos. Estes ratinhos são criados utilizando células estaminais embrionárias e recombinação homóloga, um processo em que cadeias semelhantes de ADN trocam de genes. Desde que os cientistas criaram os primeiros ratinhos knockout, já existem mais de 500 modelos diferentes de ratinhos com doenças humanas. Em 2007, a Assembleia Nobel reconheceu estes três cientistas pela sua investigação, que provou ser inestimável para compreender como se desenvolvem várias doenças humanas, incluindo a diabetes e o cancro.

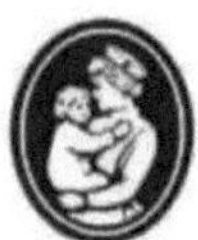

1997

Dominique Bonnet e **John Dick**, do Canadá, descobrem que a leucemia tem origem nas mesmas células estaminais que produzem as nossas células sanguíneas. Este é um dos primeiros grandes estudos a afirmar que o cancro cresce a partir de células estaminais que se desviaram do seu curso, apoiando o conceito de "células estaminais cancerígenas".

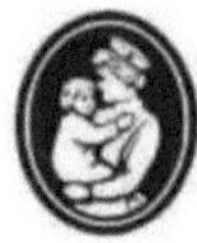

6 de novembro de 1998

Uma equipa da Universidade de Wisconsin, Madison, dirigida por **James Thomson** e **Jeffrey Jones**, anunciou a criação do primeiro lote de células estaminais embrionárias humanas, que derivaram de embriões precoces. Depois de verificar que as células eram pluripotentes, a equipa vê o potencial que as células têm para a descoberta de medicamentos e para a medicina de transplantação.

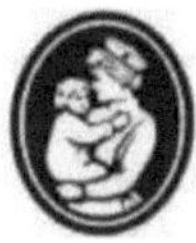

10 de dezembro de 2003

George Q. Daley e a sua equipa publicam resultados sobre a conversão de células estaminais de ratos em células germinativas e, eventualmente, em espermatozóides primitivos capazes de fertilizar óvulos. Estas células germinativas embrionárias dão aos cientistas a oportunidade de estudar diferentes processos, incluindo o crescimento do cancro e o desenvolvimento de espermatozóides.

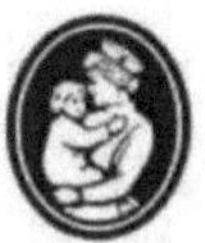

19 de maio de 2005

Cientistas sul-coreanos, sob a direção de **Woo-Suk Hwang**, anunciaram que utilizaram a clonagem terapêutica para criar 11 linhas de células estaminais que correspondem aos seus dadores, um ano depois de terem comunicado a criação das primeiras células estaminais humanas com este método. O relatório entusiasma a comunidade científica, uma vez que é pouco provável que o sistema imunitário dos doentes que recebem as suas próprias células estaminais rejeite os transplantes, um problema comum nos transplantes de órgãos doados. No entanto, mais tarde, a revista *Science* retira o artigo de Hwang, quando se revela que os cientistas coreanos falsificaram os seus resultados. Os investigadores do Children's mostram que uma das linhas foi, na verdade, criada através da partenogénese, um processo em que um único óvulo é estimulado a dividir-se sem um espermatozoide.

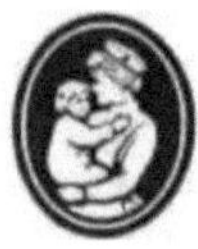

15 de dezembro de 2005

Yuan Wang, George Q. Daley e outros investigadores do Children's publicaram resultados em que melhoraram drasticamente o processo de conversão de células estaminais embrionárias de ratinhos em células estaminais do sangue para transplante.

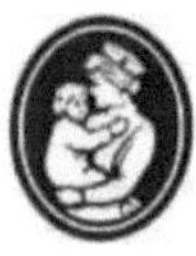

25 de agosto de 2006

Os cientistas japoneses **Shinya Yamanaka** e **Kazutoshi Takahashi** anunciam a criação de células pluripotentes induzidas (células iPS) de roedores. As células iPS são células adultas reprogramadas para se parecerem e funcionarem como células estaminais embrionárias, o que as torna mais um recurso valioso para a investigação em células estaminais e para eventuais terapêuticas celulares.

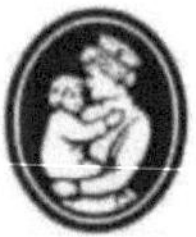

14 de dezembro de 2006

George Q. Daley, do Children's, relatou a criação de células estaminais embrionárias de dadores compatíveis em ratos através da partenogénese. A partenogénese pode vir a ser uma alternativa às células estaminais embrionárias ou à clonagem terapêutica. A equipa espera poder um dia utilizar células estaminais partenogenéticas específicas dos doentes para terapias nas suas dadoras, cujo sistema imunitário não deverá rejeitar as células.

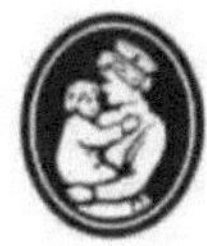

novembro/dezembro de 2007

Três equipas independentes no Japão, Wisconsin e Boston, lideradas por **Shinya Yamanaka, James Thomson** e **George Q. Daley,** respetivamente, anunciaram que criaram células iPS humanas. O estudo do Daley Lab at Children's é o primeiro projeto de iPS que começa com a entrada de um dador e a recolha de uma amostra, em vez de ser gerado a partir de uma amostra congelada. Geneticamente compatíveis com o seu dador, as células iPS teoricamente não seriam rejeitadas pelo sistema imunitário, uma vantagem importante na medicina de transplantes.

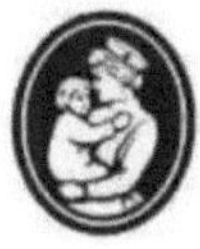

6 de agosto de 2008

O Programa de Células Estaminais do Boston Children's Hospital anuncia a criação de 10 linhas de células iPS específicas para doenças. Estas células fornecem aos cientistas modelos laboratoriais de doenças como a síndrome de Down e a distrofia muscular, e ajudá-los-ão a encontrar formas inovadoras de compreender, prevenir e tratar essas doenças. Este trabalho foi reconhecido no final de 2008 como tendo contribuído para o prémio "Breakthrough of the Year" da revista *Science.*

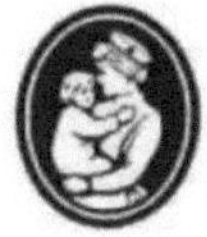

27 de agosto de 2008

Uma equipa de cientistas de Harvard e do Children's publica uma experiência em que transforma uma célula exócrina do pâncreas de um roedor numa célula produtora de insulina. Semelhante ao trabalho pioneiro de **Andrew Lassar** e **Harold Weintraub** de 1986.

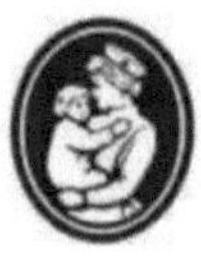

23 de janeiro de 2009

A Geron Corporation anuncia a aprovação da FDA para um ensaio limitado de fase I do novo tratamento da Geron para lesões da espinal medula. Esta foi a primeira aprovação pela FDA de um ensaio clínico para uma terapia baseada em células estaminais embrionárias humanas.

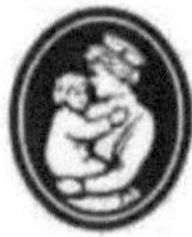

1 de março de 2009

Cientistas de Toronto relatam a criação de células iPS no seu laboratório de uma forma mais segura do que os métodos anteriormente utilizados. Estes investigadores são capazes de remover os genes necessários para reprogramar uma célula adulta numa célula estaminal depois de concluída a etapa de reprogramação.

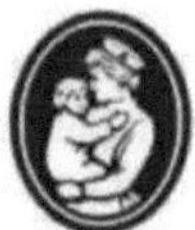

7 de julho de 2009

Os NIH publicam as diretrizes revistas sobre o financiamento federal da investigação em células estaminais. Incluem-se disposições rigorosas para o consentimento informado dos dadores e para a aquisição ética de embriões remanescentes da fertilização in vitro.

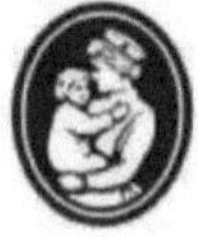

maio de 2009

Começam os ensaios clínicos de fase I da PGE2, um medicamento conhecido que o investigador do Children's, **Leonard Zon**, descobriu que pode aumentar a produção de células estaminais do sangue. Estes ensaios estão a ser realizados em doentes com leucemia e linfoma aos quais foram implantadas células estaminais do sangue do cordão umbilical doado. Se os ensaios forem bem sucedidos, doses únicas de células estaminais do sangue do cordão umbilical, combinadas com PGE2, podem ser uma fonte viável de células estaminais do sangue para doentes adultos que não podem receber um transplante de medula óssea.

Hoje

Atualmente, a investigação sobre células estaminais progrediu drasticamente e há inúmeros estudos de investigação publicados todos os anos em revistas científicas. As células estaminais adultas já estão a ser utilizadas para tratar muitas doenças, como as doenças cardíacas e a leucemia. Os investigadores ainda têm um longo caminho a percorrer até controlarem completamente a regulação das células estaminais. O potencial é extremamente positivo e, com o apoio e a investigação contínuos, o ideal será que os cientistas consigam aproveitar todo o poder das células estaminais para tratar doenças de que você ou um ente querido possam vir a sofrer um dia.

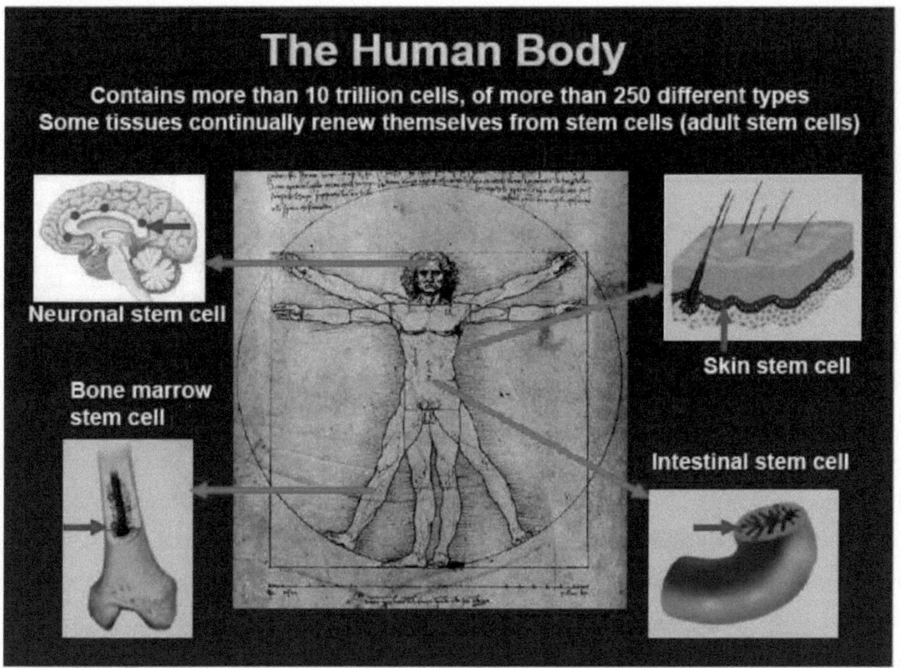

CAPÍTULO 4

4. ISOLAMENTO DE CÉLULAS ESTAMINAIS

O isolamento fácil e rápido das populações de células estaminais mais primitivas dos tecidos disponíveis é necessário para a engenharia de tecidos. A fonte de células mais fiável para a engenharia de tecidos dentários é a das células estaminais/progenitoras autólogas da polpa isoladas de dentes decíduos ou primários. A facilidade de isolamento e o elevado potencial de expansão in vitro tornaram-nas muito atractivas como sistema modelo para muitos investigadores.

Embora a falta de marcadores universalmente aceites continue a ser o principal obstáculo ao isolamento de células estaminais, também não existe um método consistente de isolamento e/ou purificação de DPSC. Continuam a existir controvérsias quanto à obtenção de resultados reprodutíveis através dos métodos publicados, especialmente no que diz respeito aos protocolos de diferenciação (Iohara et al. 2008; Hirata et al. 2010; Suchanek et al. 2010; Yu et al. 2010). Entretanto, diferentes métodos de isolamento têm um impacto notável no potencial de diferenciação das células estaminais adultas (Liu et al. 2006; Bakopoulou et al. 2011).

Isolamento de células estaminais da polpa dentária: - [4]

Os dentes extraídos pela prática dentária de rotina e os dentes decíduos esfoliados por reabsorção fisiológica são fontes de polpa dentária. O isolamento da haste da polpa dentária é bastante fácil e completamente não-invasivo: A coroa dentária deve ser desinfectada brevemente antes da extração com clorexidina a 0,3 % e após a extração com iodo e etanol a 70 %. Os dentes devem ser colocados num meio de transporte, se forem transportados para outro laboratório para procedimentos de isolamento. O meio de transporte deve incluir, pelo menos, 3 % (p/v) de penicilina e estreptomicina e 5 mg/mL de anfotericina B. Uma vez que a cavidade oral tem a segunda maior proporção de microbiomas nos seres humanos (Grupo 2012), todos os instrumentos devem ser esterilizados contra o risco de contaminação microbiana. Os dentes permanentes devem ser rachados com um mini martelo para aceder à câmara pulpar e aos canais radiculares. As coroas dos dentes decíduos reabsorvidos também podem ser fissuradas, uma vez que os restos de tecido pulpar residem na câmara pulpar. Uma vez estabelecido um acesso visual claro, o tecido pulpar pode ser retirado com um alicate cirúrgico sem dentes.

Existem principalmente dois métodos de isolamento das DPSC: a digestão enzimática e o método de crescimento.

1. *Método de digestão enzimática*
2. *Método de crescimento*

A. ***Método de digestão enzimática:*** - [4]

Após a lavagem com solução salina tamponada com fosfato estéril (PBS), o tecido pulpar deve ser cortado em pedaços tão pequenos quanto possível (~1 mm 3 pedaços). Os pedaços de tecido devem ser lavados duas vezes com PBS estéril e colocados numa solução de 2 mg/mL de colagenase tipo I e dispase durante 30-45 min a 37 °C com agitação suave num agitador orbital (Oktar et al. 2011). As suspensões celulares podem ser obtidas passando os tecidos por um coador de células de 70 mm. Em alternativa, o homogenato deve ser centrifugado a 130 x g durante 5 min, e o pellet deve ser ressuspendido no meio de crescimento. Em seguida, podem ser utilizadas placas de cultura de células T25 cm 2 para cultivar e expandir DPSC até várias passagens.

Existem diferentes combinações enzimáticas, tais como 3 mg/mL de colagenase tipo I e 4 mg/mL de dispase durante 30-60 min a 37 °C (Liu et al. 2006; Huang et al. 2006; Tirino et al. 2011), 1 mg/mL de colagenase tipo I e 2.4 mg/mL de dispase (Lee et al. 2011), 2mg/mL de colagenase tipo I e dispase durante 30 min a 37 °C (Yildirim et al. 2012) ou 0,2 % de tripsina durante 5 min a 37 °C (Spath et al. 2010) ou 3 % de colagenase tipo I durante 1 h a 37 °C (Yan et al. 2011)

B. ***Método de crescimento:*** - [4]

Neste método, o tecido da polpa é cortado em pedaços e colocado diretamente numa placa de cultura de células com o meio de crescimento.

Embora ambos os métodos pareçam dar origem a células da polpa com propriedades de células estaminais (About et al. 2000; Couble et al. 2000; Gronthos et al. 2000; Batouli et al. 2003), os efeitos dos vários métodos de isolamento nas populações de células da polpa também têm sido questionados. Um dos primeiros estudos efectuados por Nakashima mostrou que quatro diferentes separações enzimáticas (tripsina, colagenase com e sem tratamento com tripsina, e uma mistura de tripsina-colagenase) não tiveram qualquer efeito nas caraterísticas morfológicas das células da polpa cultivadas, mas o método de pré-tratamento com tripsina/colagenase deu o maior número de células isoladas (Nakashima 1991). No entanto, apenas as células com um aspeto fibroblástico conseguiram sobreviver após várias passagens devido à utilização de meios de cultura promotores de células mesenquimatosas (Huang et al. 2006). Por outro lado, Bakopoulou et al. mostraram que, nas amostras digeridas enzimaticamente, a taxa de mineralização e a quantidade de matriz mineralizada produzida eram mais elevadas em comparação com as culturas de crescimento. No entanto, o meio de cultura de células era diferente para as culturas digeridas e de crescimento avançado (Bakopoulou et al. 2011). Contrariamente, Spath et al. mostraram capacidades de diferenciação melhoradas com culturas de explantes quando comparadas com DPSC digeridas enzimaticamente (Spath et al. 2010). No entanto, cultivaram explantes pré-tratados com tripsina numa placa de Petri revestida com fibronectina em meio MegaCell completo. Além disso, Kerkis e Kaplan relataram que obtiveram células estaminais imaturas da polpa dentária (IDPSC) de dentes decíduos utilizando digestão enzimática e DMEM com baixo teor de glucose suplementado com 10 % de FBS, enquanto o método de crescimento utilizando DMEM/F12 suplementado com 15-20 % de FBS deu IDPSC (Kerkis e Caplan 2012). Embora seja racional pensar que o SHED é heterogéneo em comparação com as colónias derivadas de células únicas de IDPC, as expressões genéticas de rastreio mais amplas destas últimas não provam que estes dois sistemas de isolamento deram origem a células diferentes (Kerkis e Caplan 2012). Além disso, Kerkis et al. apenas analisaram as células da polpa dentária decídua isoladas através do método de crescimento e compararam os seus dados (Kerkis et al. 2006) com os obtidos por outros grupos, que não incluem o mesmo conjunto de genes (Miura et al. 2003; Pivoriuunas et al. 2010; Yamaza et al. 2010). De facto, Bakopoulou et al. relataram resultados mais favoráveis para as propriedades das células estaminais dos métodos de digestão enzimática de SHED em relação ao método de crescimento (Bakopoulou et al. 2011). Em conclusão, existe um consenso de que quase todas as populações de DPSC apresentam uma sobreposição completa ou parcial no padrão de expressão dos marcadores analisados (Huang et al. 2009; Kerkis e Caplan 2012).

As diferenças mais significativas entre os métodos de digestão enzimática e de crescimento são o número de células e a homogeneidade. Embora o primeiro seja sempre mais elevado na digestão enzimática, os explantes de tecido permitem a expansão de células de tipo fibroblástico em culturas de polpa dentária.

As outras técnicas mais frequentemente utilizadas são a triagem magnética e a triagem de células activadas por fluorescência (FACS). Enquanto a triagem de células magnéticas activadas parece ser simples e barata, a FACS oferece uma elevada pureza e viabilidade. No entanto, as cargas eléctricas aplicadas à célula, a semi-esterilidade resultante e o custo elevado são os inconvenientes do método FACS (Tirino et al. 2011).

Meios de cultura celular para células estaminais da polpa dentária: - [4]

O meio pode influenciar as técnicas de manipulação e cultura, bem como a morfologia e a capacidade de diferenciação das células, especialmente no caso da cultura de populações celulares heterogéneas que contêm células em várias fases de diferenciação, como acontece na polpa dentária. As células da polpa dentária são normalmente cultivadas em meio basal de Eagle (EBM), meio essencial mínimo de Eagle (MEM), um -MEM ou meio de Eagle modificado de Dulbecco (DMEM). Um meio nutritivo F12 de Ham (F12) mais complexo foi optimizado para a clonagem. Uma mistura 1:1 de DMEM e F12 combina a riqueza do F12 e a maior concentração de nutrientes do DMEM. Estas suportam a expansão das células mesenquimatosas sem induzir a senescência e a diferenciação precoces (Freshney 2005).

Foi demonstrado que vários meios favorecem diferentes populações celulares em culturas de células pulpares. Enquanto o meio 199 favorece as células fibroblásticas, o MEM e o BME suportam muitas células do tecido conjuntivo e epiteliais (Miller et al. 1976). Nakashima verificou que o DMEM e a mistura DMEM/F-12 conduziram aos melhores resultados em termos de adesão, crescimento celular e número de células em confluência quando comparados com o F-12, o meio Roswell Park Memorial Institute (RPMI) e o meio 199 (Nakashima 1991). Inicialmente, Nakashima concluiu que o DMEM pode ser preferido para a cultura de células da polpa, porque o rácio populacional resultante e o índice de marcação mostraram que suportava uma população de células da polpa proeminentemente fibroblásticas. No entanto, mais tarde, o seu grupo utilizou meios muito complexos para culturas de polpa decídua porcina (Iohara et al. 2008). Embora a sua digestão enzimática não tenha sido descrita claramente, o meio era EBM2, incluindo factores de crescimento como o bFGF básico, o fator de crescimento semelhante à insulina 1 (IGF1), o fator de crescimento epidérmico (EGF) e o VEGF-A. Além disso, foi determinada a concentração óptima de soro porcino para manter todas as células selecionadas (Iohara et al. 2008). Embora tenham utilizado DMEM nos seus estudos subsequentes, o rácio de soro foi de 2% (Iohara et al. 2008) ou 10% (Ishizaka et al. 2012) e não foram indicados suplementos.

Lopez-Cazaux et al. demonstraram que, enquanto o meio MEM, rico em cálcio e pobre em fosfato, apoiava o recrutamento e/ou a proliferação de células positivas para actina do músculo liso (SMA +), o meio RPMI 1640, rico em cálcio, reduzia as células SMA + em culturas de polpa dentária humana e os autores referiram que o meio MEM era mais potente para a diferenciação de células semelhantes a odontoblastos do que o RPMI 1640 (Lopez-Cazaux et al. 2006). Govindasamy et al. cultivaram células da polpa dentária em quatro meios diferentes: DMEM-knock out (DMEM-KO), DMEM com baixo teor de glucose (DMEM-LG), DMEM/F12 e meio essencial mínimo alfa (a-MEM), todos suplementados com 10 % de FBS. Observaram que o a-MEM e o DMEM-KO são as condições de cultura mais óptimas para as DPSC em termos de proliferação, morfologia, análise de marcadores de superfície celular e tempo de duplicação da população. O resultado interessante deste estudo é que, enquanto as células cultivadas em -MEM, DMEM-KO e DMEM/F12 mostraram diferenciação em linhagens mesodérmicas na passagem inicial (P1) e na passagem tardia (P9), foi relatado que as DPSC cultivadas em DMEM-LG apresentaram defeitos de diferenciação quando as células foram diferenciadas após a passagem 5 (Govindasamy et al. 2010).

No método de crescimento com DMEM/F12 mais 10% de FBS, tanto para as SHED como para as DPSC: a partir dos primeiros dias de cultura, as DPSC apresentam um aspeto fusiforme, típico de fibroblastos, que é consistente ao longo de várias passagens (mais de 35)

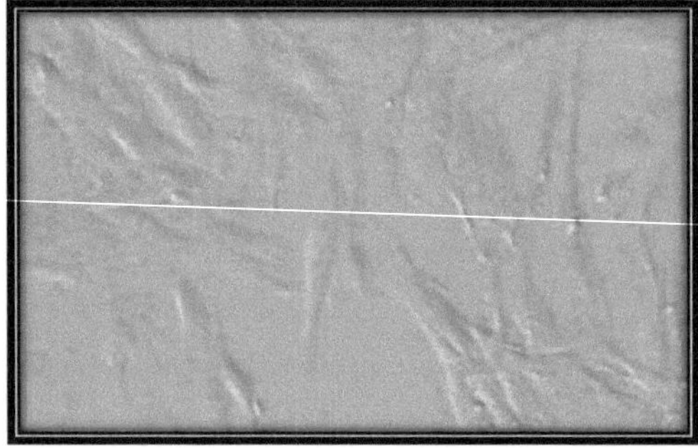

Aspeto fibroblástico típico das DPSC (microscopia invertida de contraste de fase, 400/)

Do mesmo modo, os teores de aminoácidos, proteínas, glucose e vitaminas dos meios podem ser responsáveis por resultados diferentes. Os nossos dados preliminares sobre os efeitos da albumina na proliferação de DPSC mostraram que a albumina tem uma forte influência na morfologia celular.

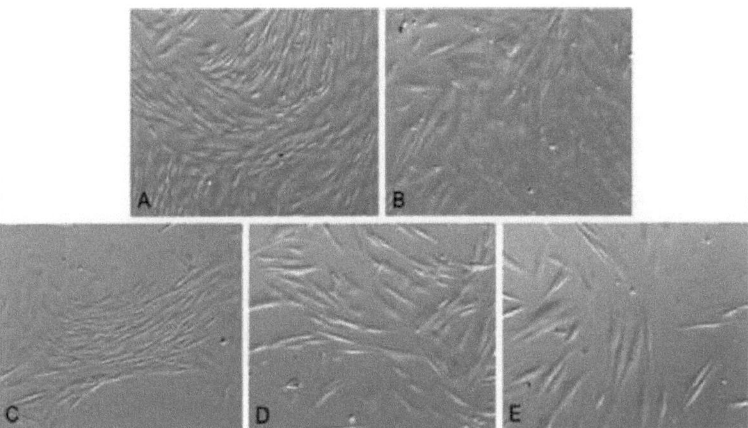

Os efeitos da albumina no comportamento das células. (**a**) Meio sem soro incluindo 0,05 % de albumina, (**b**) DMEM/F12, (**c**, **d** e **e**) meio sem soro + 1 %, 0,5 % e 0,1 % de albumina de soro humano, respetivamente. A albumina provoca ligações tipo ponte entre as células sem influenciar o aspeto fibroblástico alongado e a proliferação (microscopia de contraste de fase invertida, 200*, Yildirim et al. observação não publicada)

Different techniques for DPSC and SHED isolation and growth

Group	Isolation	Growth medium	Selection	Differentiation into	Plus
DPSC (Gronthos et al. 2000)	3 mg/mL collagenase type I/4 mg/mL dispase	α-MEM + 20 % FCS, 100 μM L-ascorbic acid 2-phosphate, 2 mM L-glutamine, P/S		Osteogenic cells	Characterization of the immunophenotype and generation a dentin-like structure lined with human odontoblast-like cells that surrounded a pulp-like interstitial tissue in immunocompromised mice
DPSC (Liu et al. 2006)	3 mg/mL collagenase type I/4 mg/mL dispase	α-MEM + 10%FCS, 100 μM L-ascorbic acid 2-phosphate, 2 mM L-glutamine, P/S	Magnetic STRO-1⁺, 3G5⁺, CC9⁺	Osteogenic, adipogenic, neurogenic cells	
DPSC (Honda et al. 2007)	Tissue explants	α-MEM + 10 % FBS, 1× Glutamax, 50 μg/mL L-ascorbic acid phosphate magnesium salt *n*-hydrate, P/S	FACS Hoechst 33342	Osteogenic cells	Expression of: ABCG2, Nestin, Notch-1, α-SMA
DPSC (Spath et al. 2010)	Trypsin pretreated tissue explants	MegaCell DMEM complete medium + 10 % FCS, 2 mM L-glutamine, 0.1 mM β-mercaptoethanol, P/S		Osteogenic, chondrogenic, myogenic cells	Contribution of human DPSC to regenerating muscle in mice
DPSC (Ishizaka et al. 2012)	Specific enzyme is not identified	DMEM + 10 %FBS	FACS $CD31^-$	Angiogenic, neurogenic cells	Regeneration of the pulp tissue in pulpectomized root canals in dogs

(continued)

(continued)

Group	Isolation	Growth medium	Selection	Differentiation into	Plus
SHED (Miura et al. 2003)	3 mg/mL collagenase type I/4 mg/mL dispase	α-MEM + 20 % FCS, 100 μM L-ascorbic acid 2-phosphate, 2 mM L-glutamine, P/S		Neural, adipogenic, odontogenic cells	After in vivo transplantation, induction of bone formation, generation of dentin, and survival in mouse brain along with the expression of neural markers
SHED (Kerkis et al. 2006)	3 mg/mL collagenase type I/4 mg/mL dispase	(DMEM)/Ham's F12 (1:1) + 15 % FBS, 2 mM L-glutamine, and 2 mM nonessential amino acids, P/S		Neuronal, chondrogenic, osteogenic, myogenic cells	Expressions of embryonic stem cell markers Oct-4, Nanog, SSEA-3, SSEA-4, TRA-1-60 and TRA-1-81
SHED (Bakopoulou et al. 2011)	3 mg/mL collagenase type I/4 mg/mL dispase	α-MEM + 15%FBS, 100 μM L-ascorbic acid, 2 mM L-glutamine, P/S, 0.25 mg/mL amphotericin B		Odontogenic, osteogenic cells	
SHED (Bakopoulou et al. 2011)	Tissue explant	DMEM + 10 % FBS, P/S, 0.25 mg/mL amphotericin B		Odontogenic, osteogenic cells	
SHED (Wang et al. 2012)	0.3 mg/mL collagenase type I/0.1 % dispase II	DMEM + 15 % FBS, P/S		Osteogenic, adipogenic cells	Enhanced potential to form bone after transplantation with ceramic bovine bone into subcutaneous of immunocompromised mice

DPSC dental pulp stem cell, *SHED* stem cells from human exfoliated deciduous teeth, *α-MEM* alpha modification of Eagle's medium, *DMEM* Dulbecco's modified Eagle's medium, *FBS* fetal bovine serum, *FCS* fetal calf serum, *P/S* 100 U/mL penicillin, 100 μg/mL streptomycin

Criopreservação de DPSC: - [4]

A criopreservação é um processo em que as células ou tecidos inteiros são preservados por arrefecimento a temperaturas muito baixas (normalmente -196 °C). Isto permite que as células reiniciem a proliferação, a diferenciação e a formação de novos tecidos para utilização terapêutica. A estas baixas temperaturas, qualquer atividade biológica, incluindo as reacções bioquímicas que levariam à morte celular, é efetivamente interrompida. No entanto, quando não são utilizadas soluções crioprotectoras, as células que estão a ser preservadas são frequentemente danificadas durante o congelamento ou descongelamento. Os métodos convencionais, de congelamento lento em várias etapas e de vitrificação foram testados comparativamente e foi relatado um método de criopreservação eficiente e fiável para DPSC que resulta numa elevada taxa de sobrevivência celular (Papaccio et al. 2006; Perry et al. 2008; Woods et al. 2009 Lee et al. 2010a, 2012a, b; Zhurova et al. 2010; Chen et al. 2011). Os relatórios mostram que os tecidos da polpa dentária de dentes criopreservados não são capazes de manter as suas propriedades biológicas devido à limitação da permeabilidade do agente criopreservante na cavidade pulpar (Osathanon 2010). No entanto, também foi demonstrado que a taxa de isolamento de células da polpa dentária de dentes criopreservados é bastante elevada (Lee et al. 2010a; Gioventu et al. 2012).

CAPÍTULO 5

5. CÉLULAS ESTAMINAIS NA CIRURGIA ESTÉTICA

Durante a última década, a procura de procedimentos cosméticos aumentou. Este facto é provavelmente atribuível a uma combinação do envelhecimento da população, do desejo de manter uma aparência jovem, da crescente aceitação social dos procedimentos cosméticos e da disponibilidade de opções minimamente invasivas. De acordo com o relatório de 2012 da Sociedade Americana de Cirurgiões Plásticos, o número de procedimentos cosméticos efectuados pelos seus membros no ano anterior foi de 14,6 milhões, mais 5% do que em 2011. Curiosamente, registou-se um aumento do número de procedimentos minimamente invasivos e uma diminuição do número de procedimentos cirúrgicos realizados. Os procedimentos faciais registaram o maior crescimento em 2012. [5]

A mudança para técnicas mais minimamente invasivas resultou num maior número de profissionais que realizam procedimentos cosméticos. Para além dos cirurgiões plásticos, estes incluem dermatologistas, médicos de medicina familiar, anestesistas e oftalmologistas. Uma tendência preocupante é o aumento do número de indivíduos sem formação em cirurgia que efectuam tratamentos cosméticos cirúrgicos, especialmente lipoaspiração. Esta tendência pôs em causa a prática tradicional da cirurgia plástica e resultou no aparecimento de um modelo de medicina empresarial, em que o público é bombardeado com a promoção de procedimentos/dispositivos de marca registada e com publicidade que promete resultados espantosos, com alegações de inovação, superioridade e maior segurança. As operações que outrora incluíam uma história detalhada e exames físicos, juntamente com longas consultas, estão a ser ameaçadas pela mercantilização dos procedimentos cosméticos, com vendedores que dizem aos potenciais pacientes qual o "trabalho" que precisam de fazer. [5]

Outro aspeto preocupante das clínicas de células estaminais não regulamentadas é o facto de os médicos, com especializações que vão desde os cirurgiões plásticos aos obstetras, juntamente com outros especialistas, estarem a tratar doenças que não encontrariam na sua prática clínica normal, como a doença de Parkinson. Trata-se de uma utilização irrealista e potencialmente perigosa das células estaminais adultas. Embora o potencial das células estromais derivadas do tecido adiposo para se diferenciarem em neurónios tenha sido estabelecido in vitro e em alguns estudos in vivo, ainda não existem provas suficientes que justifiquem a sua utilização clínica. A diferenciação espontânea das células estromais derivadas do tecido adiposo em tipos de células terapêuticas para a doença de

Parkinson é biologicamente irrealista. A injeção de células estaminais imaturas não proporciona um tratamento a longo prazo para a doença de Parkinson, e o risco associado ao crescimento descontrolado das células transplantadas é inaceitável. [5]

Em consonância com esta recente mudança na prática de marketing, surgiram as terapias relacionadas com as células estaminais. Embora a terapia com células estaminais ainda esteja a dar os primeiros passos, há um número crescente de profissionais de cosmética que anunciam procedimentos de rejuvenescimento minimamente invasivos, baseados em células estaminais. Com alegações não fundamentadas de que estes procedimentos são mais seguros, têm resultados equivalentes ou melhores e têm períodos de recuperação mais rápidos do que os procedimentos convencionais, muitos destes profissionais estão a dar mais importância ao lucro do que à qualidade e à segurança. É importante referir que o aparecimento de avanços inovadores nas terapias baseadas em células requer o mesmo rigor nos testes experimentais que é exigido a todas as outras terapias médicas para garantir a segurança e a educação dos nossos doentes. [5]

A utilização de fracções selecionadas de SC em cirurgia plástica e reconstrutiva [6]

Os transplantes de gordura autógena, cuja taxa de reabsorção é superior a 70%, são tradicionalmente utilizados para a correção da simetria facial e como preenchimento para a perda de tecidos moles, incluindo a correção de atrofia, síndrome de Parry-Romberg, distorções após tratamento oncológico e consequências da radioterapia. Outros produtos que podem ser aplicados para estes fins - como o colagénio xenogénico, os biopolímeros e a matriz dérmica acelular (ADM) - podem induzir reacções imunológicas no local recetor. As caraterísticas do preenchedor ideal para tecidos moles são a facilidade de utilização, a eficácia e o baixo custo, e o facto de proporcionar efeitos duradouros sem induzir qualquer reação imunológica.

Para diminuir a percentagem de reabsorção dos transplantes de gordura, são utilizadas técnicas de enriquecimento dos transplantes com células estaminais. A técnica de injeção de tecido enriquecido com células (SET) consiste em 2 fases: primeiro, o paciente recebe um transplante convencional de tecido adiposo. Em segundo lugar, uma parte do lipoaspirado é preparada para obter ADSCs, que podem ser misturadas com plasma rico em plaquetas (PRP). Esta solução é posteriormente injectada nos locais preenchidos com o transplante de gordura. Tiryaki et al. descreveram a aplicação da SET em 29 pacientes, incluindo pacientes pós-mastectomia prontas para reconstrução mamária, mulheres que se qualificaram para aumento mamário e pacientes com síndrome de Parry-Romberg, mutilação após poliomielite e cicatrizes faciais. Após 8 semanas de injecções, a atrofia do tecido injetado foi mínima; a única complicação envolveu hematomas em alguns casos que sararam após 2-3 semanas. Foi demonstrado que a adição de ADSCs ao transplante de gordura actua de forma pró-angiogénica e antiapoptótica

e para reduzir a inflamação local. No entanto, ainda não é claro se a utilização de células estaminais é segura para os doentes que foram submetidos a operações oncológicas. Existem preocupações justificadas de que a injeção de SCs no local da operação possa levar a uma aceleração da tumorigénese. Em algumas experiências in vitro, as ADSC aumentaram a capacidade de invasão das células do cancro da mama.

O transplante simultâneo de gordura com células estaminais colhidas dos músculos provou ser benéfico. As experiências em modelos animais mostram que as MDSC também provocam um aumento do número de vasos sanguíneos e uma redução da reabsorção do tecido adiposo. Os dados iniciais também sugerem que a adição de ADSCs melhora significativamente a viabilidade dos enxertos de cartilagem.

As células estaminais podem ser utilizadas para preencher cavidades ósseas. Em algumas experiências in vitro, os substitutos ósseos foram combinados com BM-MSCs e células progenitoras endoteliais (EPCs). Foi demonstrado que as MSC podem ligar-se a suportes artificiais que prolongam a sua vitalidade. Além disso, alguns estudos in vivo indicaram que as ADSCs segregam grandes quantidades de proteínas morfogenéticas ósseas (BMPs), que aceleram a osteogénese. No entanto, um estudo de Stockmen et al. não revelou qualquer diferença estatística na reconstrução óssea com SCs em comparação com osso autógeno. As BM-MSCs também têm sido utilizadas em distracções ósseas em modelos animais. A injeção de células estaminais numa fissura artificial na mandíbula de um rato levou a uma maior formação de osso novo. Foram também realizados alguns ensaios clínicos sobre a reconstrução de fendas alveolares com substitutos ósseos e BM- MSCs, bem como um modelo animal de cranioplastia com células estaminais derivadas da gordura.

O tecido acelular humano pode ser utilizado na prática clínica para preencher e reconstruir a parede abdominal. No entanto, tal como o tecido adiposo, sofre uma taxa de reabsorção significativa. Para reduzir esta complicação, foram efectuados ensaios experimentais em animais nos quais uma matriz dérmica acelular foi coberta com uma camada de ADSCs. Os resultados indicam que a adição de células estaminais diminui o nível de atrofia do tecido e contribui para a preservação do enxerto em acompanhamentos a longo prazo.

Os retalhos cutâneos com um pedículo de microvasos são utilizados frequentemente em técnicas de reconstrução. Em muitas situações, são expostos a isquémia prolongada e podem desenvolver uma lesão de isquémia-reperfusão que pode levar à perda de tecido do retalho. Num estudo realizado em ratos, as condições de lesão de isquemia-reperfusão foram recriadas através da elevação de um retalho cutâneo alargado da artéria epigástrica inferior. Nos grupos experimentais, o pedículo do vaso foi apertado durante 3 horas e, num grupo de animais, os vasos foram injectados com ADSCs. Verificou-se que o tratamento com células estaminais aumenta significativamente a sobrevivência do retalho cutâneo após a isquemia, a um ponto que quase iguala os resultados cirúrgicos sem isquemia. Este efeito é acompanhado de uma resposta angiogénica pronunciada e significativa e de uma melhor perfusão sanguínea. Se estes resultados puderem ser confirmados por outros estudos, marcarão um progresso substancial na cirurgia de reconstrução microcirúrgica.

A reconstrução de estruturas anatómicas compostas que incluem tecidos moles com fragmentos ósseos é um grande desafio para a cirurgia plástica moderna. Há boas razões para acreditar que, neste campo específico da cirurgia plástica, as células estaminais também podem levar a grandes avanços. Investigadores finlandeses relataram uma reconstrução do maxilar com osso criado in vitro utilizando ADSCs. Um homem de 65 anos que tinha sido submetido a uma hemimaxilectomia devido a um grande queratocisto recorrente foi submetido a uma lipoaspiração para recolha de tecido adiposo. O enxerto foi purificado para obter ADSCs, que foram posteriormente cultivadas num substituto ósseo (beta tricálcio fosfato, betaTCP) com factores de crescimento. Uma gaiola de titânio preenchida com ADSCs e beta TCP foi inserida no músculo rectus abdominis esquerdo do doente. Após 8 meses, a gaiola foi removida e o retalho livre do reto abdominal com neotecido ósseo foi colocado no defeito maxilar. Aos 12 meses de acompanhamento, o enxerto já estava estável e poderia servir de base para implantes dentários. De forma semelhante, cirurgiões da Alemanha recriaram um fragmento de mandíbula com 7 centímetros de comprimento. Neste caso, um paciente de 56 anos foi submetido a uma gaiola de malha de titânio preenchida com substituto ósseo e BM-MSCs inseridas no músculo latissimus dorsi. No segundo passo, foi transplantado um retalho livre para o local do defeito. Também foi relatado um caso de reconstrução da mandíbula numa só etapa com uma construção de engenharia de tecido com células estaminais adiposas. Neste caso, um doente com um ameloblastoma recorrente da região parassinfisária da mandíbula foi submetido a uma extensa ressecção do tumor (o comprimento total do fragmento ósseo ressecado era de 10 cm) e a uma reconstrução simultânea com um enxerto preparado contendo ADSCs e substituto ósseo. O transplante foi fixado com uma rede e placas de titânio. Após 10 meses, o novo osso era adequado para implantes dentários. Este protocolo foi designado por formação óssea in situ. No seguimento de 3 anos, não havia sinais de reabsorção óssea. Se outros ensaios com técnicas reconstrutivas tão complexas forem tão bem sucedidos, serão aplicados no futuro em maior escala. No entanto, devido aos elevados custos, até à data só foram registados casos isolados com estas técnicas.

Tratamento de feridas crónicas e queimaduras [6]

A pele é o maior órgão do corpo humano. Funciona como uma barreira que protege o nosso ambiente interno dos agentes patogénicos e desempenha um papel importante na termorregulação. As feridas profundas que não cicatrizam e que envolvem toda a espessura da pele e as estruturas mais profundas (como as feridas crónicas e as queimaduras) estão entre os maiores desafios da medicina. A eficácia do tratamento é estimada em 50%.

Foi realizada uma experiência com ratinhos geneticamente modificados e BM-MSCs com o objetivo de avaliar a utilidade das células estaminais no tratamento de feridas diabéticas. Os ratinhos diabéticos deficientes em receptores de leptina (db/db) utilizados apresentavam patologias caraterísticas da diabetes, tais como obesidade, hiperglicemia e hiperlipidemia. Foram feitos cortes de espessura total da pele (6 mm) no dorso de alguns dos animais e as BM-MSCs cultivadas foram injectadas no local. Os animais foram examinados após 7, 14 e 28 dias. Nos exames histológicos, as feridas tratadas com BM-MSCs mostraram uma cicatrização acelerada, uma reepitelização melhorada e angiogénese. Para além de se transformarem em queratinócitos, as células estaminais também exerceram efeitos parácrinos. A análise por Western blot e PCR revelou quantidades elevadas dos factores pró-angiogénicos VEGF-a e Ang-1.

Outra técnica que utiliza as SCs consiste em cobrir a superfície de uma ferida com uma suspensão de células utilizando um spray de fibrina. Falanga et al. realizaram experiências in vitro em modelos animais (ratinhos saudáveis e ratinhos db/db) e também em ensaios clínicos. Os investigadores começaram por estabelecer as proporções adequadas de fibrinogénio, trombina e outros componentes para o spray de fibrina em modelos animais. Em seguida, iniciaram ensaios clínicos em doentes com feridas agudas remanescentes após a remoção de cancros da pele (carcinomas basocelulares e espinocelulares) e com feridas crónicas devidas a insuficiência venosa e neuropatia diabética. No caso das feridas agudas, são necessários mais estudos para mostrar todo o potencial da terapia com BM-MSCs. Os resultados para feridas crónicas revelaram correlações estatisticamente significativas, indicando que quanto maior o número de células mesenquimais aplicadas, maior a redução da úlcera. Apenas as aplicações de mais de 1 x 106 células/cm^2 na ferida foram associadas a uma diminuição subsequente (no prazo de 2-4 semanas) do tamanho da úlcera. Estes resultados foram também confirmados em ensaios com animais, tanto no grupo de ratinhos normais como no grupo de ratinhos diabéticos. As feridas de espessura total destes animais cicatrizaram mais rapidamente quando tratadas com BM-MSC autólogas, em comparação com sprays de fibrina sem qualquer componente celular. No futuro, as suspensões de células estaminais poderão ser uma alternativa ao tratamento padrão das úlceras que não cicatrizam.

Os substitutos dérmicos artificiais demonstraram ter um grande potencial terapêutico para cicatrizes extensas, marcas de nascença e queimaduras, tanto em seres humanos como em modelos animais. O trabalho inovador de médicos japoneses demonstrou que a adição de SCs à esponja de colagénio pode ser eficaz do ponto de vista terapêutico e conduzir ao encerramento de feridas. O seu estudo envolveu 20 doentes com feridas extensas de várias etiologias: queimaduras, feridas profundas, infecções e úlceras de decúbito. As idades dos doentes variavam entre os 22 e os 91 anos. Antes da investigação principal, a maioria dos doentes tinha sido submetida a um tratamento sem resposta com enxertos de pele artificial. As feridas de 16 doentes eram positivas para bactérias patogénicas. Todos os doentes foram tratados com células estaminais do aspirado de medula óssea com esponja de colagénio. Logo após a aplicação do enxerto composto de células mesenquimais da medula óssea/derme artificial, os resultados macroscópicos e histológicos mostraram que ocorreu a formação de tecidos cutâneos e subcutâneos. As feridas cicatrizaram, total ou parcialmente, em 18 dos 20 doentes; em alguns casos, foram necessários enxertos de pele adicionais. O efeito terapêutico do enxerto composto de BM-MSC/derme artificial foi demonstrado em todos os doentes. Os autores sugeriram que o tecido fibroso subcutâneo e os vasos se regeneraram graças às MSC, uma vez que o efeito não foi observado nos doentes tratados apenas com a derme artificial. Os investigadores sugeriram também que um andaime adequado é essencial para a regeneração dos tecidos. A derme artificial parece ser um material de suporte eficaz. Este método é minimamente invasivo e, com uma redução das despesas associadas ao procedimento de cultura, poderia ser efectuado à escala comercial.

O trauma térmico numa lesão por queimadura profunda causa 3 zonas concêntricas de danos na pele: a zona central, irreversivelmente afetada pela coagulação; a zona de estase; e a zona mais exterior de hiperemia. Um estudo experimental em ratos demonstra que as injecções subcutâneas de BM-MSCs alogénicas na zona de estase diminuem a contagem de apoptose e são benéficas para a sobrevivência da zona. A desvantagem deste método é a necessidade de administrar as células estaminais muito pouco tempo após a lesão. Devem ser efectuados mais estudos para demonstrar a eficácia clínica deste tratamento.

Cirurgia cosmética [6]

A cirurgia estética é um ramo importante da cirurgia plástica. Muitas pessoas estão dispostas a submeter-se a operações cirúrgicas para melhorar a sua aparência. Yoshimura et al. demonstraram que as ADSC podem ser úteis no aumento cosmético dos seios e também podem ser utilizadas como enchimento após a remoção de implantes mamários. O transplante de tecido adiposo tem sido amplamente utilizado para este fim e os investigadores estabeleceram o seu próprio protocolo para enriquecer o aspirado com ADSCs: metade do material da lipoaspiração foi centrifugado para obter uma fração de células estaminais, que foi posteriormente adicionada ao restante tecido adiposo. Este protocolo foi designado por lipotransferência assistida por células (CAL). A diferença entre a CAL e a técnica SET acima referida é que a primeira envolve a combinação simultânea de gordura pobre em ADSC com a fração de células estaminais antes da injeção no corpo do doente. Este método permite uma menor taxa de absorção do enxerto nos primeiros 2 meses após a operação, com o volume mamário a apresentar alterações mínimas a partir daí. Em comparação com a mamoplastia de aumento com implantes do mesmo tamanho, a mamoplastia de aumento com CAL dá menos altura mas um contorno mais natural aos seios. A formação de quistos (< 12 mm) foi detectada por ressonância magnética em 2 de 40 pacientes, e foi detectada microcalcificação em 2 pacientes aos 24 meses. O volume máximo de aumento foi de 100 a 200 ml de tecido adiposo realçado e, por essa razão, este método não é adequado para grandes aumentos mamários. Noutro estudo, os mesmos autores utilizaram a técnica CAL em 15 doentes que foram submetidas a remoção de implantes mamários. A CAL foi aplicada imediatamente durante um único procedimento cirúrgico. Os resultados clínicos foram satisfatórios, e os autores sugerem que a CAL é um método adequado para a substituição de implantes mamários artificiais por tecido autólogo.

Num relatório mais recente, a CAL foi utilizada para aumento dos tecidos moles (recontorno facial) em doentes com microssomia craniofacial. Um estudo de 14 pacientes mostrou que este método pode ser seguro e eficaz, e até mesmo superior na aplicação clínica à lipoinjecção padrão. O volume de gordura sobrevivente aos 6 meses foi de 88% para o grupo experimental (CAL) e de 54% para o grupo de controlo (lipoinjecção convencional).

Outro ensaio sobre as utilizações estéticas das SCs foi apresentado num relatório de caso sobre a aplicação de ADSCs na cirurgia de restauração capilar. Infelizmente, os testes efectuados em 5 pacientes não conduziram a resultados satisfatórios. No seguimento de 10 meses, não se observou qualquer evidência de crescimento de cabelo na área recetora.

Terapias anti-envelhecimento da pele [5]

As terapias anti-envelhecimento procuram retardar a degeneração da pele e do seu sistema de suporte. À medida que o envelhecimento avança, a redução da elasticidade da pele secundária a alterações na espessura da pele e na organização do colagénio e a elastose solar resultam em pregas e rugas cutâneas. Os efeitos extrínsecos, como o fotoenvelhecimento, também contribuem significativamente para as alterações estéticas da pele através da indução de pigmentação irregular, discromia e rugas. É importante ter em conta que os mecanismos subjacentes ao envelhecimento são de natureza celular e molecular e, por conseguinte, qualquer terapêutica que pretenda ter efeitos anti-envelhecimento deve ter um impacto direto nesses mecanismos. Neste sentido, embora o aumento volumétrico resulte frequentemente numa forma e aparência mais jovens, não representa uma verdadeira terapia anti-envelhecimento por esta razão.

A remodelação do colagénio representa um alvo eficaz para as terapias anti-envelhecimento. O tratamento com laser pode induzir a remodelação do colagénio, promovendo a síntese de colagénio de tipo I e de tipo III. Para além do tratamento com laser, as citocinas e os factores de crescimento podem ter impacto na remodelação do colagénio através dos seus efeitos nos fibroblastos dérmicos. Dada a capacidade de citocinas como o fator de crescimento endotelial vascular, o fator de crescimento derivado de plaquetas e o fator de crescimento transformador-в para promover a síntese e a renovação do colagénio, as células estaminais capazes de produzir estes factores podem ser promissoras para terapias anti-envelhecimento. A capacidade das células estromais derivadas do tecido adiposo para produzir uma série de citocinas torna-as, portanto, candidatas a terapias anti-envelhecimento. No entanto, as provas que sustentam os efeitos antienvelhecimento das células estaminais continuam a ser mínimas.

Relativamente poucos estudos sobre células estromais derivadas do tecido adiposo e outras células estaminais demonstraram o que poderia ser considerado um verdadeiro efeito anti-envelhecimento. Um desses estudos afirmava que as células estromais derivadas do tecido adiposo minimizavam o aparecimento de rugas induzidas por radiação ultravioleta B em ratos através da ativação de fibroblastos dérmicos por factores segregados.51 No entanto, na maioria dos casos, a melhoria da estética facial e da pele é conseguida através de um maior rejuvenescimento volumétrico pelas células transplantadas. Em vez de um verdadeiro lifting facial com células estaminais, em que as células transplantadas exercem efeitos antienvelhecimento prolongados, estes procedimentos equivalem a um lipofilling enriquecido com células estaminais, uma técnica bem conhecida e estabelecida.

Estas críticas não pretendem minimizar a eficácia destas terapias na criação de uma aparência mais jovem. Há certamente espaço para melhorias no campo do rejuvenescimento volumétrico, e os biomateriais/moléculas concebidos para proporcionar um ambiente ideal para as células estaminais transplantadas surgiram recentemente como uma área de investigação promissora. Por exemplo, células estromais mesenquimais autólogas, quando combinadas com ácido hialurónico, foram capazes de preencher dobras cutâneas profundas no rosto, mostrando uma melhoria progressiva do tom de pele e diminuindo as linhas de expressão. Assim, retardar ou mesmo inverter os efeitos do envelhecimento requer uma compreensão exacta dos eventos moleculares e celulares envolvidos no processo de envelhecimento, eventos esses que podem não ser totalmente tratados apenas com o preenchimento de volume.

CAPÍTULO 6

6. CÉLULAS ESTAMINAIS NA FENDA LABIAL E PALATINA

A fenda labiopalatina (FLP) é um defeito congénito que provoca perturbações funcionais, estéticas, sociais e psicológicas. É considerada uma das malformações congénitas mais comuns, variando entre 0,5 e 2 casos por 1000 nados vivos. De acordo com a sua localização, a fenda labial pode ser unilateral ou bilateral e, de acordo com a sua extensão, pode ser completa ou incompleta. Independentemente da localização e da gravidade da fenda, esta condição congénita gera uma deformidade facial evidente que o cirurgião deve ultrapassar para obter excelentes resultados estéticos e funcionais. [7]

Embora muitos trabalhos tenham sido publicados relatando o uso de CTs em procedimentos de cirurgia oral e maxilofacial, faltam relatos sobre a utilização dessas células em cirurgia de lábio leporino. Como a eficácia das células-tronco como indutoras de tecido na fissura labial e seu papel na cicatrização de feridas não estão bem documentados, objetivamos relatar um caso em que as CS foram utilizadas como coadjuvantes na cirurgia de fissura labial. Discute-se a eficácia das SCs como indutoras de tecidos e o seu papel na cicatrização de feridas. [7]

A cirurgia do lábio leporino é um procedimento complexo, independentemente de quem é o cirurgião ou da abordagem utilizada para corrigir o defeito. No entanto, quando se seguem os princípios básicos da cirurgia, obtêm-se normalmente resultados funcionais e esteticamente satisfatórios. Uma vez que o procedimento em si é uma tarefa desafiante, podemos agora beneficiar da tecnologia utilizando SCs como coadjuvantes no processo de cicatrização. De facto, recentemente, Tamari et al sugeriram que as células estaminais mesenquimais contêm factores de crescimento capazes de acelerar a cicatrização de feridas. [7]

Os factores de crescimento (GFs) são proteínas que se ligam a receptores celulares e induzem a proliferação e diferenciação celular. São utilizados para controlar a atividade das SCs e para induzir a regeneração de tecidos danificados. As GFs mais utilizadas são: A) Proteína morfogénica óssea (BMP), que induz a diferenciação osteoblástica e a mineralização óssea, B) Fator de crescimento derivado das plaquetas (PDGF), que promove a proliferação do tecido conjuntivo e do músculo, C) Fator de crescimento fibroblástico (FGF), que promove a proliferação celular, D) O fator de crescimento transformador beta (TGFB), utilizado para a reparação dos tecidos, e E) O fator de crescimento epidérmico (EGF), que promove a proliferação das células mesenquimatosas e epiteliais. [7]

O uso de SCs e o scaffold ideal para o paciente com fissura labial é pouco conhecido. Até à data, a investigação tem-se concentrado principalmente na utilização de SCs e scaffolds para a reconstrução da crista alveolar, a fim de substituir o procedimento mais mórbido de transplante de medula óssea da crista ilíaca. A razão para utilizar SCs nestes pacientes é diminuir a mobilidade do local doador e os distúrbios pós-operatórios.[6] Até onde sabemos, o uso de SCs como coadjuvante na cirurgia de fissura labial não é relatado em nenhum lugar da literatura científica. O lábio do paciente cicatrizou sem intercorrências, apresentando apenas uma pequena inflamação ao redor do local da cirurgia, que dura alguns dias e desaparece logo em seguida, sem infeção ou inchaço exagerado.[7]

RELATÓRIO DE CASO [7]

Um jovem casal de Barranquilla, na Colômbia, sem antecedentes pessoais ou familiares de fenda labial ou de outra doença congénita, consultou o ginecologista para o controlo pré-natal do seu primeiro filho. Ao efetuar uma ecografia com reconstrução tridimensional, o ginecologista documentou uma fenda labial completa e unilateral no feto. O defeito limitava-se ao lábio esquerdo, tendo o feto um crescimento e um desenvolvimento normais. O facultativo aconselhou o casal sobre as opções de tratamento, propôs a colheita de células estaminais do cordão umbilical após o nascimento e encaminhou o casal para a Divisão de Cirurgia Oral e Maxilofacial da *Cimica Someca* em Barranquilla.

O paciente nasceu a 17 de março de 2012 com colheita imediata de células estaminais do sangue do cordão umbilical. Uma vez no laboratório, a amostra foi centrifugada, tripsinizada, propagada em condições ideais num banco de células mestre, Stem *Medicina Regenerativa* (Bogotá, Colômbia) e armazenada de 24 de março a 17 de agosto de 2012 a **-196°C** (amostra ID 044668). Duas semanas após o parto, o casal regressou à *Cimica Someca* para um exame físico completo do recém-nascido, que apresentava uma fenda labial completa unilateral, sem envolvimento da crista alveolar. Nenhuma outra caraterística física chamou a atenção do examinador. A abordagem cirúrgica para a correção da deformidade em conjunto com as células estaminais foi explicada aos pais, que compreenderam que enquanto a primeira é um plano de tratamento previsível, a segunda é uma tecnologia em desenvolvimento. A utilização de SCs neste doente foi aprovada pelo Comité de Ética da *Cimica Someca.*

Em 17 de agosto de 2012, a pedido dos pais do doente, a Stem *Medicina Regenerativa* (Bogotá, Colômbia) forneceu à equipa cirúrgica um frasco de SCs que continha 20% da amostra armazenada. Na altura da cirurgia, o doente tinha 5 meses de idade e apresentava os seguintes resultados laboratoriais: Hemácias $4,38x10^6$ /ul, Hematócrito 36,70%, Hemoglobina 12,30g/dl. Os tempos de coagulação e a glicemia estavam dentro dos limites da normalidade. Às 7:00 horas, sob anestesia geral, iniciou-se a cirurgia com a obtenção de plasma rico em plaquetas e factores de crescimento (PRPGF). Prosseguiu-se com a marcação das estruturas anatómicas com uma caneta cirúrgica esterilizada. As incisões foram efectuadas de acordo com a técnica descrita por Millard. Após reorientação e reposicionamento das estruturas anatómicas e antes da sutura, foi injectada uma mistura de 10 cc de PRPGF e 10 cc de células estaminais no músculo orbicularis oris incisado. A ferida foi fechada com nylon n.º 5-0 e uma injeção final de 5 cc da mistura no tecido celular subcutâneo adjacente à fenda labial.

Após a cirurgia, o doente foi colocado num esquema de antibióticos e analgésicos durante cinco dias. O doente foi internado para monitorização durante a noite e teve alta para casa no dia seguinte. Os pais foram instruídos a não alimentar o doente com biberão, utilizando em vez disso uma seringa equipada com um cateter de calibre largo durante uma semana. O protocolo de seguimento incluía o exame no dia seguinte antes de sair da clínica, que mostrava algum inchaço no local da cirurgia. Continuou uma vez por semana durante um mês, onde se observou a formação de uma lesão semelhante a uma mucocele no lábio superior esquerdo ao longo da linha de sutura. Um seguimento de seis meses mostra resultados aceitáveis com uma cicatriz quase impercetível.

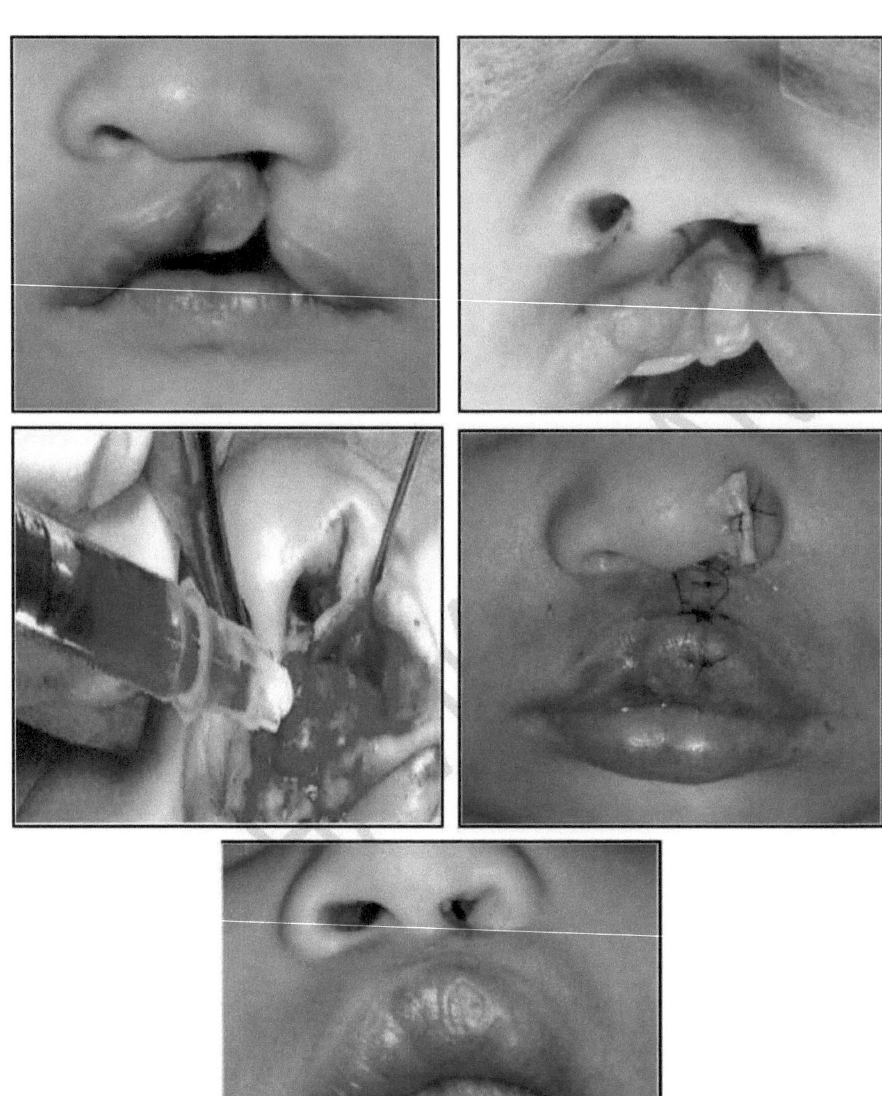

CAPÍTULO 7

7. CÉLULAS ESTAMINAIS EM IMPLANTES DENTÁRIOS E TERAPIAS REGENERATIVAS DO ESMALTE

INTRODUÇÃO [8]: -

As doenças periodontais, a cárie dentária e a destruição do esmalte, incluindo o ligamento periodontal (LPD), o cemento e o osso, são as principais causas de perda de dentes em adultos. Trata-se de um importante problema de saúde pública em grupos pediátricos e de adultos em todo o mundo. O PDL é um tecido conjuntivo especializado que liga o cemento e o osso alveolar para manter e suportar os dentes in situ e preservar a homeostasia dos tecidos. Os recentes avanços na tecnologia de implantação de células estaminais de origem dentária ou células estaminais de PDL humanas conduziram a um progresso significativo no domínio da regeneração dentária. As PDLSC em condições de cultura definidas diferenciam-se em cementoblastos, adipócitos e células formadoras de colagénio. Estas células, quando transplantadas, geram uma estrutura semelhante ao cemento/PDL que contribui para a reparação dos tecidos periodontais.

Atualmente, estão a ser utilizadas muitas tecnologias avançadas para apoiar o desenvolvimento e a regeneração do esmalte dentário in vitro e in vivo. Para uma regeneração dentária bem sucedida, são utilizadas células estaminais cultivadas, adesivos de cimentação e materiais de suporte biológicos. Mais frequentemente, para fins de transplante, as células estaminais são derivadas de uma fonte de tecido facilmente acessível e expandidas ex vivo. Estes tipos de células estaminais são ferramentas terapêuticas promissoras que são utilizadas para a reconstrução de tecidos de esmalte destruídos devido a doenças periodontais. Nas últimas três décadas, a engenharia de tecidos surgiu como uma abordagem alternativa promissora para encontrar soluções e tratamentos clínicos para a restauração de defeitos nos tecidos moles, principalmente relacionados com o esmalte e a polpa dentária. Registaram-se numerosos desenvolvimentos rápidos e empolgantes na tecnologia de engenharia de tecidos, que regeneram e formam com êxito um dente totalmente funcional em modelos animais, a partir de uma célula germinal dentária de bioengenharia. Nestes métodos, são utilizadas células estaminais formadoras de osso, novos biomateriais osteoindutores e factores de crescimento. Para o crescimento e desenvolvimento de um dente de engenharia de tecidos, as células estaminais são implantadas em diferentes tecidos que necessitam de um ambiente de crescimento adequado in vivo (Figura 1).

Estes revolucionaram a terapia de regeneração de dentes e ajudaram os clínicos, permitindo-lhes realizar ensaios clínicos bem sucedidos para encontrar soluções adequadas para dentes cariados e defeituosos (Figura 2). A regeneração de tecidos guiada é utilizada na cirurgia óssea reconstrutiva.

Para o desenvolvimento de factores de crescimento importantes para os dentes de bioengenharia, são altamente necessários materiais estáveis e duradouros de estruturas poliméricas biodegradáveis. Para o enquadramento, crescimento e regeneração do esmalte e do tecido pulpar, a formação do complexo cemento/periodontal-ligamento é altamente essencial. Esta é também regulada em cooperação pelos ameloblastos epiteliais e pelos odontoblastos mesenquimais. Para uma regeneração bem-sucedida do dente, a formação de complexos dentinários, a remoção da matriz desmineralizada, a indução do esmalte e a vascularização do dente necessitam da manutenção do microambiente para a resposta de células e factores (Figura 2).

Do mesmo modo, para o êxito da substituição do dente e da implantação celular, a adesão das células às proteínas amelogenina, sialoproteína óssea e vimentina do tecido conjuntivo periodontal também é importante. Do mesmo modo, o derivado da matriz do esmalte (EMD) também influencia as actividades dos cementoblastos e osteoblastos, que podem regular as actividades celulares num local de regeneração periodontal. O EMD e o tipo de populações celulares presentes no ambiente de cicatrização de feridas de implantes podem alterar a interface implante-tecido conjuntivo (Tabela 1). Além disso, o implante de cápsulas sub-renais é utilizado como um novo método alternativo para a engenharia de tecidos in vivo.

Além disso, a perda de dentes devido a doença periodontal, cárie dentária, trauma ou uma variedade de doenças genéticas continua a afetar negativamente a maioria dos adultos em alguma fase das suas vidas. Por conseguinte, estes necessitam essencialmente de um substituto biológico do dente que possa substituir os dentes perdidos e constituir uma alternativa vital aos tratamentos clínicos atualmente disponíveis. Para o efeito, utilizam-se botões dentários de terceiros molares de suínos dissociados para fazer suspensões unicelulares e semeá-las em polímeros biodegradáveis. A tecnologia recente sustenta a terapia regenerativa lenta mas altamente eficaz para o tratamento bem sucedido e a substituição do dente com dor. Para a regeneração dos dentes e a cura de lesões traumáticas, os factores de nicho, os factores de crescimento e a implantação de células estaminais são os requisitos mais essenciais. Sem dúvida, a bioengenharia dentária promete estar na vanguarda da próxima geração de tratamentos dentários (Tabela 1 e Figura 2).

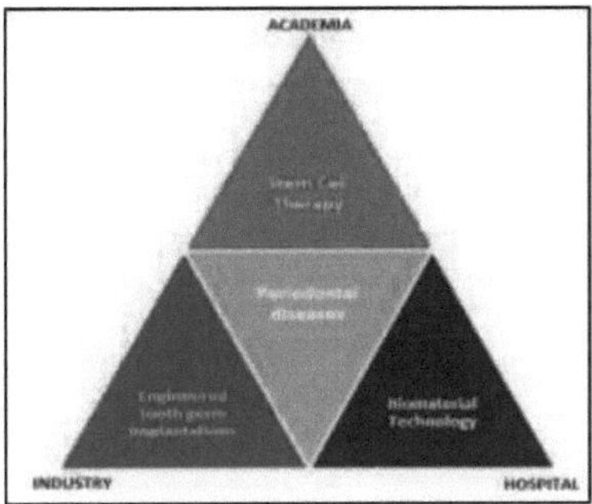

A Figura 1 mostra a integração da terapia com células estaminais, da engenharia de tecidos e da tecnologia de biomateriais na medicina regenerativa para gestão clínica e terapêutica com base na investigação académica, na indústria e nos hospitais

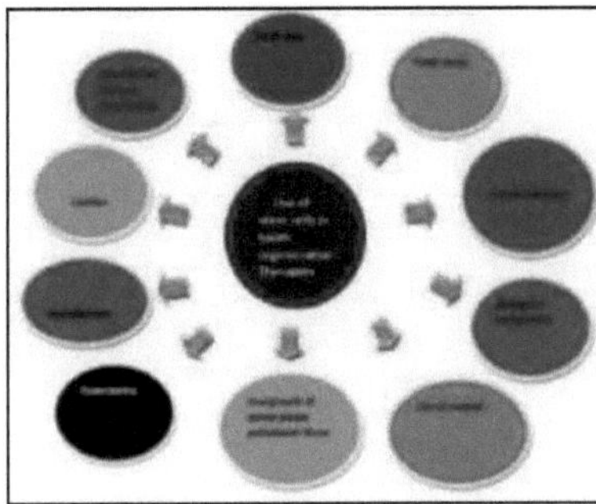

Figura 2: Utilização de terapias de regeneração para vários defeitos dentários

Quadro 1 Diferentes tipos de problemas relacionados com os dentes e soluções baseadas na tecnologia disponível e

Problem	Orthodontic reason/defect	Solution	Reference
Erupted tooth	Expressed cytokeratin 14, dentin matrix protein-1, vascular endothelial growth factor, and osteopontin	DBC-fibrin glue-PRF composite was autografted back into the original alveolar sockets	Yang, et al. [27]
Structural erosion or fragile tooth	Induced morphological changes occur due to increased alkaline phosphatase (ALP) activity, runt-related transcription factor 2 (RUNX2), osteocalcin (OCN), and bone sialoprotein (BSP) expression in PDLSCs	Correction of microRNAs (miRNAs) in human periodontal ligament stem cells(PDLSCs	Wei, et al. (2015)
Periodontal trauma	Structural and functional integrity of the periodontium following periodontal trauma such as orthodontic tooth movement	High mobility group box protein-1 (HMGB1)	Wolf, et al. (2015)
Traumatic injuries	Loss of structural/compositional sensitivity of enamel tissue	A mixed population of bone marrow-derived autologous stem and progenitor cells are seeded onto β-tricalcium phosphate (β-TCP)	Rajan, et al. (50)
Osteoporosis	Osteocalcium disorder, elemental loss and pulp and enamel destruction due to loss of calcium and phosphates	FasL pathways mediated differentiation of ERK and GSK-3β-catenin pathway	Ming, et al. (2014)
Osteoporosis	intermittent mechanical strain (IMS)	Promoted osteogenic differentiation of OVX BMSCs by activating Runt-related transcription factor 2	Zhang, et al. (2015)
Tumor progression and metastasis/ Tumor blood vessels	Upregulation of vascular endothelial growth factor (VEGF) and VEGF receptor 2	Antitumor therapy, radioactive and laser based destruction	Ohmura-Kakutani, et al. (2014)
Craniofacial problems	Implantation of stem cells	Use of cultured stem cells from source tissue and organ from which stem cells can be derived	Mohanty, et al. (2015)
Fibrodysplasia ossificans progressiva	Low level of protein expression in receptor cells	Bone morphogenetic protein (BMP) receptor ALK2, R206H are used	Fujimoto, et al. (2014)
Bone and tooth pain	Limited capacity to induce bone formation	Restoration by using rhBMP-2, DFDBA and EMD	Intini, et al. [33]
Demineralization	embryonic tooth morphogenesis and promotes continuous tooth development	beta-catenin signaling	Liu, et al. (2010)
Faulty and defective tooth arrangment	Organization of predentin/dentin, enamel, and cementum	Mineralization after implantation	Lechguer, et al. (37)
Hard tissue formation	Post-natal mesenchymal stromal cells (MSCs) including bone marrow stromal cells (BMSCs) and periodontal ligament fibroblasts (PDLFs).	Straumann Bone Ceramic coated with Straumann Emdogain	Mrozik, et al. (16)

Loss of dental pulp and non clinical damage	FGF molecules are able to maintain epithelial Tbx1 expression during odontogenesis, Expression of Tbx1 in dental epithelium of FGF receptor 2b(-/-)	Mesenchyme-derived signals	Mitsiadis, et al. (34)
Odontogenesis	Forced expression of Gli1, a major transcription factor in Shh signaling	Amelogenin and ameloblastin.	Takahashi, et al. (35,57)
Odontogenesis	Sonic hedgehog (Shh) in enamel knot	Use of Sonic hedgehog (Shh)	Takahashi, et al. (35,57)
Low osteogenic differentiation	miR-26a potentially targeted on GSK3β and Smad1 to regulate Wnt and BMP signaling pathway	MicroRNAs (miRNAs) used as important regulators of stem cell	Su, et al. (2015)
Orthodontic tooth movement (OTM)	induces local inflammation in periodontium	OTM induced a significant elevation of type 1 T helper cell (Th1) cytokines tumor necrosis factor-α (TNF-α) and interferon-γ (IFN-γ) around periodontal tissue in WT	Yan, et al. (2015)
Untimely enamel loss	Obstruction in muscle formation and decreasing scar tissue contraction	Scaffold-free cells and mesenchymal stem cells scaffold	Zhou, et al. (2015)
Loss of osteogenic capability	Mitogen-activated protein kinase (MAPK) signaling pathways	Use of BMMSCs and PBMSCs cells, regenerative medicine	Zheng, et al. (63)
Enamel cell and dental pulp infection	von Willebrand factor (vWF) and CD31 immunofluorescent staining, different energy densities of infrared LED on the cell viability	Vascular endothelial growth factor (VEGF) and basic fibroblast growth factor (bFGF) are used for pulp and enamel repairing	Feng, et al. (2015)
Fragile deciduous teeth	Enamel cell destruction and low calcium level	Human exfoliated deciduous teeth (SHED) and adipose stem cells (ASC)	Loo, et al. (2014)
Root cancer	Inhibition of fucosylation may be used to block CSCs and metastatic spread.	Oral squamous cell carcinoma (OSCC)	Desiderio, et al. (2015)
Traumatic tooth and jaw injury	Skeletal regenerative medicine, mesenchymal stem cells (MSC)	Bone tissue engineering	Asatrian, et al. (2015)
Large bone defects	CACB/ADSCs compos	Therapeutic potential of ERK signaling pathway	Wei, et al. (2015)
Defects in growing bones	Loss of majority of osteoblasts, Cxcl12 (chemokine (C-X-C motif) ligand 12)-abundant stromal cells and bone marrow stromal/mesenchymal progenitor cells in postnatal life	Implantation of periodontal human mesenchyme cells	Ono, et al. (2014)
Bone breakage	Osteoinductive signals are used as potent tool for bone regeneration, fabricated poly(L-lactic acid) (PLLA) electrospun nanofibers with random and aligned morphology immobilized with bone morphogenic protein-2 (BMP-2	Engineering bone tissue	Perikamana, et al. (2015)
Skeletal deformities	Mediates p53/miR-17/Smurf1 pathway	Engineering bone tissue	Liu, et al. (2015)

Mais especificamente, o desenvolvimento da raiz dos dentes de mamíferos é um processo a longo prazo durante o qual a raiz se alonga ao longo da direção apical e é acompanhada pela formação do periodonto. Na região apical heterogénea da raiz em desenvolvimento, como entidade funcional, forma-se um complexo apical em desenvolvimento da raiz. O complexo apical em desenvolvimento mostra uma capacidade de desenvolvimento sustentável e funciona como um centro de crescimento da raiz do dente. Trata-se de uma fonte promissora de células para a regeneração da raiz do dente e do periodonto. Do mesmo modo, as células estaminais do ligamento periodontal são consideradas como um dos melhores candidatos para a terapia de regeneração periodontal. Entretanto, o pellet de células PDLSC pode ser uma alternativa promissora para promover a reparação de defeitos periodontais para futuras aplicações clínicas. No entanto, existem limitações nas modalidades de regeneração convencionais que sublinham a necessidade de recapitular o desenvolvimento para a engenharia de tecidos periodontais. Não há dúvida de que os tipos de células derivadas de células estaminais apresentam uma enorme capacidade regenerativa, mas como é que estas células actuam num microambiente inflamatório ou tóxico. Outra questão importante é a forma como a origem das células estaminais afecta a diferenciação e a regeneração ideais.

A engenharia de tecidos periodontais requer um suporte biocompatível adequado, factores de crescimento, células regenerativas e moléculas de instrução. Para fins clínicos, é utilizada uma proteína da matriz do esmalte (EMP) para ajudar na formação de tecido duro por células estromais mesenquimais pós-natais (MSCs), incluindo células estromais da medula óssea (BMSCs) e fibroblastos do ligamento periodontal (PDLFs). Do mesmo modo, a Straumann Bone Ceramic revestida com Straumann Emdogain impõe um efeito estimulador significativo no compromisso das células mesenquimatosas com a diferenciação osteogénica in vitro, enquanto o Emdogain inibiu a atividade AP e pareceu não induzir a formação óssea ectópica. As EMPs possuem, de facto, a capacidade de induzir a regeneração do osso ou de outros componentes do periodonto, mas isso ainda está por estabelecer. Do mesmo modo, são também extremamente necessários novos métodos de restauração da coroa, raiz, polpa, esmalte, dentina, odontoblastos, cemento, vasos sanguíneos e ligamentos periodontais para melhorar a forma indiscriminada do dente. Para além disso, a resposta dos tecidos após a implantação determina o sucesso do processo de cicatrização, que não depende apenas das propriedades químicas da superfície do implante, mas também da topografia ou rugosidade da superfície. Para uma melhor regeneração, são também necessários indutores de vias moleculares que conduzam à morfogénese do dente e à secreção de esmalte, a fim de gerar dentes a partir de culturas de órgãos para implantação terapêutica. No entanto, a p38a MAPK é necessária para a morfogénese dentária e a secreção de esmalte. Da mesma forma, as proteínas CCN e as moléculas associadas às células também estão envolvidas em vários processos de desenvolvimento. Além disso, para induzir a formação completa do dente, em condições de perda de dentes devido a traumatismos ou doenças, é necessária a implantação de células estaminais, morfogénios e factores de crescimento para estimular o desenvolvimento e a progressão de todo o dente (Quadro 1). Os ameloblastos epiteliais, em combinação com os odontoblastos mesenquimais, regulam cooperativamente o desenvolvimento do dente e segregam a matriz do esmalte, que é altamente crítica para a formação do esmalte. A formação dos nós do esmalte é regulada por uma cascata de atividade genética em que os genes Fgf4, Shh, BMP4, Lef1 e p21 são os principais impulsionadores do processo. Os genes homeobox (Msx, Dlx) são os orquestradores do enquadramento e uma série de proteínas (moléculas de adesão, componentes da matriz extracelular) são os executores do enquadramento do dente. A formação do complexo cemento/periodontal-ligamento é um importante domínio da engenharia de tecidos (Tabela 1).

Foram levantadas algumas questões, ou seja, como é que os derivados da matriz do esmalte (EMD) influenciam as actividades dos cementoblastos e osteoblastos e regulam as actividades celulares num local de regeneração periodontal. Além disso, destaca-se a utilização de células estaminais do ligamento periodontal humano e de células estaminais mesenquimais (MSC) para a reparação e regeneração dos tecidos periodontais. Do mesmo modo, foram apresentados muitos pontos de vista ponderados sobre a utilização de um amplo espetro de tipos de células e tecidos humanos para fins de transplante, principalmente na descoberta de medicamentos e no estudo dos mecanismos das doenças dentárias. Além disso, para a cicatrização esquelética e muscular, são utilizadas células estaminais da polpa dentária (PD) com aderência plástica e antigénio de superfície específico. Estas células apresentam um potencial de diferenciação multipotente e permitem uma cicatrização mais rápida do esmalte dentário (Quadro 1). Estas células estromais da polpa dentária (DPSC) são consideradas uma fonte promissora de células estaminais que são amplamente utilizadas na terapia regenerativa (Figura 3), enquanto as PAFSC são uma população celular distinta e são utilizadas como candidatas promissoras para a engenharia de bio-raízes.

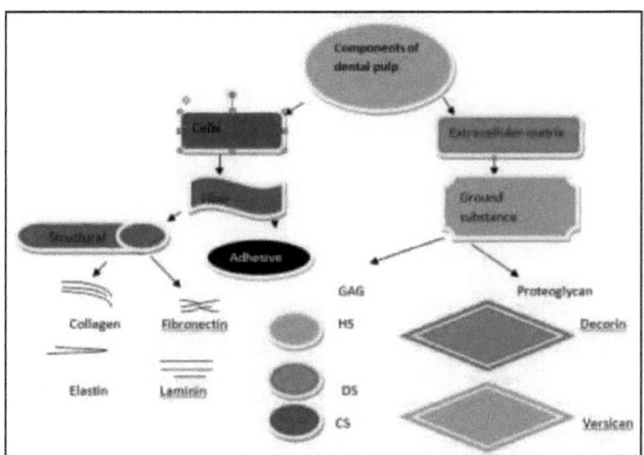

Figura 3: Vários componentes da polpa dentária e suas caraterísticas

GERAÇÃO DE DENTES E ENQUADRAMENTO[8] :-

A odontogénese é um processo complexo em que uma série de interações epiteliais-mesenquimatosas e cascatas moleculares odontogénicas funcionam em conjunto. Para a indução da regeneração após o transplante de células estaminais, utiliza-se principalmente fibrina rica em plaquetas (PRF), factores de crescimento e citocinas. No transplante autogénico de células, as células estaminais são semeadas em cola de fibrina e a PRF pode regenerar um dente completo. O transplante de células estaminais ortodônticas necessita de células estaminais cultivadas para a regeneração periodontal. No entanto, é essencial um dador em cada caso e é necessária a extração do dente para obter a célula derivada do ligamento periodontal. O transplante de dentes com cultura de tecidos diminuiu o crescimento epitelial e aumentou a fixação do tecido conjuntivo na superfície aplainada da raiz. A implantação de reassociações de células dentárias cultivadas permite a reprodução de uma diferenciação funcional completa a nível celular, matricial e mineral. Na reimplantação do dente, a lâmina basal interna é mantida na superfície do esmalte do dente reimplantado, que inicia a regeneração com o epitélio juncional e forma um aparelho de fixação na interface epitélio-dente. Esta nova estratégia pode abrir novas opções para a reconstrução de defeitos periodontais alargados e para a regeneração completa do periodonto (Figura 4). Também são possíveis experiências semelhantes com as células satélite de regeneração muscular, as células estaminais do músculo esquelético, que são activadas após um traumatismo, proliferam e migram para o local da lesão. Estas células satélite activadas formam novas miofibras multinucleadas que se fundem com as miofibras danificadas.

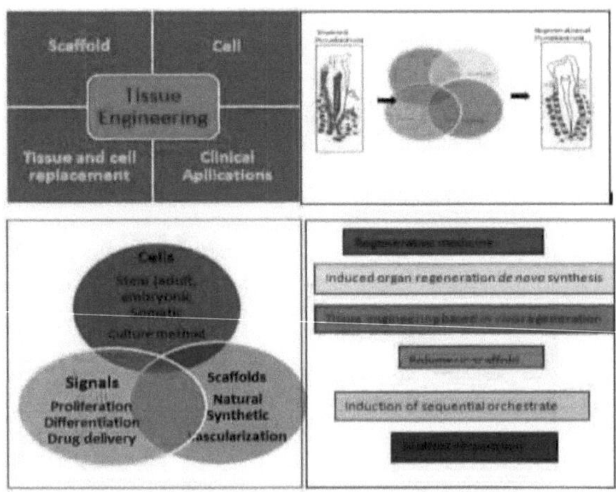

Figura 4: Necessidades sócio-clínicas importantes satisfeitas pela medicina regenerativa (a) áreas da engenharia de tecidos (b) Regeneração do periodonto (c) coordenação de células, sinais e suportes utilizados (d) eventos seguidos na medicina regenerativa

Como manter o microambiente para o desenvolvimento periodontal [8]: -

De modo a conceber terapias regenerativas periodontais previsíveis, é importante compreender a capacidade de resposta das células no ambiente local aos factores utilizados como candidatos importantes (Figura 5). Este microambiente específico das células satélite actua como um nicho funcional que controla o seu comportamento. O nicho contém vários componentes que mantêm as células satélite em quiescência até serem activadas. Além disso, uma grande diversidade de factores de crescimento estimulantes e inibitórios, como o IGF-1 e o TGF-beta1, regulam a sua atividade. O restabelecimento do microambiente tridimensional (3D) do desenvolvimento periodontal induz a capacidade intrínseca das células estaminais mesenquimais de prosseguirem um programa semelhante ao do redesenvolvimento que ajuda as células a dividirem-se rapidamente. À semelhança das células estaminais do ligamento periodontal (PDLSCs) na regeneração periodontal, as células estaminais mesenquimais da medula óssea (BMMSCs) são muito provavelmente outra fonte celular de reparação fisiológica dos tecidos periodontais. A abordagem de auto-montagem das células estaminais é um fenómeno fisiológico que ocorre durante a organogénese e que melhora a reconstrução completa de sistemas complexos e funcionais de órgãos e periodonto. No entanto, para preencher os defeitos periodontais, é permitido que células monodispersas se auto-montem num microtecido, como um esferoide 3D. Para além disso, as construções de células em duas camadas que incluem células formadoras de osso calcificado (ou seja, BMMSCs) e células formadoras de cemento/PDL (ou seja, PDLSCs) devem ser fabricadas in vitro de uma forma que imite os tecidos. Esta nova estratégia pode ser utilizada para a regeneração completa do periodonto para reconstruir defeitos periodontais alargados (Figura 5 e Tabela 1).

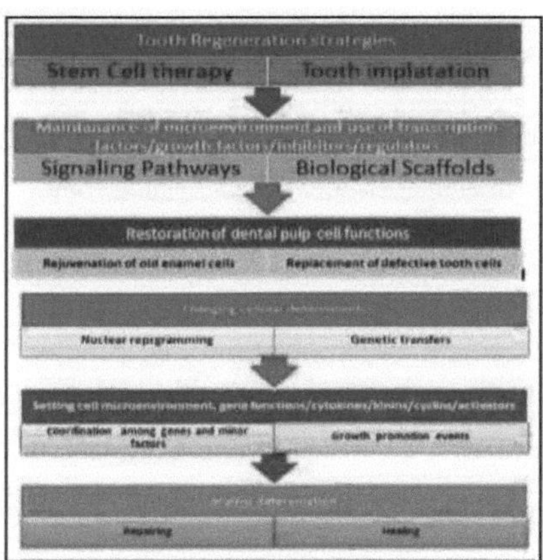

Figura 5: Estratégias de regeneração de tecidos, criação de um microambiente celular através da utilização de vários factores de diferenciação celular para reparação e cicatrização

A Indução de Complexos de Esmalte e Dentina[1] : -

A combinação de materiais de enxerto de substituição óssea é utilizada para o tratamento de defeitos ósseos periodontais. As proteínas morfogenéticas ósseas (BMPs) produzidas pela bainha epitelial da raiz de Hertwig ou presentes nos derivados da matriz do esmalte (EMD) parecem estar envolvidas no controlo da diferenciação das células do folículo dentário (DF), mas a sua função precisa permanece largamente desconhecida. O DF que envolve o germe dentário em desenvolvimento é um tecido ectomesenquimal composto por várias populações de células derivadas da crista neural craniana. Acredita-se que essas células do folículo dentário (HDFC) contenham células precursoras de cementoblastos, células do ligamento periodontal e osteoblastos. Do mesmo modo, tanto o EMD como um xenoenxerto derivado de bovino (BDX) são utilizados para o tratamento de defeitos intra-ósseos em doentes com periodontite. Para o transplante de componentes do germe dentário humano, são utilizados epitélios dentários de ratinho recombinados heterologicamente e tecido de enxerto xenogénico para fazer transplantes reconstruídos. Além disso, a diferenciação dos epitélios dentários do rato é restringida por factores supressores putativos derivados da papila dentária humana até serem separados por camadas de dentina mineralizada que servem de barreira à difusão. O órgão do esmalte do rato mantém, no entanto, as suas próprias caraterísticas fenotípicas e o seu calendário intrínseco de diferenciação e função celular.

ds e derivado da matriz do esmalte[8] : -

O aloenxerto ósseo humano desmineralizado liofilizado (DFDBA) e o derivado da matriz de esmalte (EMD) são utilizados para o tratamento de defeitos ósseos e periodontais. A expressão de Tbx1 no epitélio requer sinais derivados do mesênquima porque o mesênquima dentário induz a expressão de Tbx1 em epitélios dentários e não dentários recombinados. A expressão forçada de Tbx1 em explantes dentários ativa a expressão de amelogenina. Assim, a expressão de Tbx1 nos dentes em desenvolvimento ocorre sob controlo direto da sinalização FGF que se correlaciona com a determinação da linhagem de ameloblastos. O Sonic hedgehog (Shh), uma das moléculas essenciais para a embriogénese e organogénese, é fortemente expresso no nó do esmalte, que representa o centro de sinalização para a odontogénese devido à presença de moléculas secretoras essenciais. Existem métodos utilizados para a formação de tecido adiposo in vitro e in vivo, utilizando células estromais derivadas do tecido adiposo humano (ADSCs) e uma esponja de gelatina (Gelfoam) como suporte. Estas construções de engenharia de tecidos são expostas a um meio de diferenciação adipogénica in vitro e implantadas nas costas de modelos animais com imunodeficiência combinada grave (SCID) para regeneração adiposa in vivo. Os derivados da matriz de esmalte (EMD) influenciam as actividades dos cementoblastos e osteoblastos, podendo assim regular as actividades celulares num local de regeneração periodontal (Quadro 1).

Suportes de polímeros biodegradáveis[8] : -

Os tecidos dentários dissociados contêm dentina e esmalte e revelam a presença de células estaminais dentárias epiteliais e mesenquimais nos tecidos dos terceiros molares de suínos. Para efeitos de bioengenharia, são obtidas estruturas dentárias complexas a partir de tecidos de botões dentários de suínos que revelam potencial para a regeneração de tecidos dentários de mamíferos. Estas células de cultura de botões dentários de rato são obtidas de ratos de 3 a 7 dias pós-natais (dpn) e os suportes biodegradáveis semeados com células são cultivados nos omentos de hospedeiros ratos adultos durante 12 semanas, sendo depois colhidos. Assim, as estruturas dentárias de bioengenharia derivadas de células do botão dentário cultivadas, células epiteliais dentárias e células estaminais mesenquimais podem ser mantidas in vitro em meio de cultura. Da mesma forma, as construções ósseas são cultivadas in vitro com a utilização de células isoladas, suportes de polímeros biodegradáveis e bioreactores. A cultura de células estaminais mesenquimais da medula óssea (BMSCs) em suportes cerâmicos de osso bovino em diferentes ambientes in vitro é utilizada para induzir a proliferação, diferenciação e maturação das BMSCs. A regeneração de defeitos ósseos extensos é feita utilizando células estaminais, principalmente através da injeção de células estaminais derivadas do tecido adiposo e de matriz óssea desmineralizada (DBM) em áreas de defeito ósseo (Tabela 1).

Vascularização de dentes artificiais[8] : -

A implantação de culturas de células dentárias permite a reprodução de dentes completamente formados, a morfogénese da coroa e a histogénese epitelial. Também é necessária a deposição de dentina mineralizada e de esmalte para o desenvolvimento do periodonto radicular. A vascularização é fundamental para a organogénese e para a engenharia de tecidos gerada pelo dente, porque ajuda na formação de vasos sanguíneos durante o desenvolvimento do dente. É também essencial para as re-associações celulares e para a implantação in vivo. Ex vivo, os vasos sanguíneos desenvolvem-se no mesênquima dentário desde a fase de capa até à fase de sino e no órgão do esmalte, pouco antes da diferenciação dos ameloblastos. Em dentes cultivados e em re-associações de células, estruturas semelhantes a vasos sanguíneos ainda permanecem no mesênquima peridental, mas estas nunca se desenvolveram em tecidos dentários. Após a implantação, tanto os dentes como as re-associações são revascularizados e estes vasos sanguíneos recém-formados, originários do hospedeiro, são autorizados a sobreviver, proporcionando condições para o rápido crescimento do órgão, mineralização e secreção de esmalte (Tabela 1).

Factores necessários para a formação de aderência do tecido conjuntivo periodontal sobre implantes dentários [8]: -

Existem importantes factores de crescimento e moléculas de adesão que são necessários para a fixação do tecido conjuntivo periodontal após a formação de associações celulares nos implantes dentários. O TGF-beta, as proteínas CCN e as moléculas associadas às células, p38a MAPK são necessárias para a morfogénese dentária e a secreção de esmalte (Figura 6). No entanto, para o rápido estabelecimento e fixação do enxerto, são utilizadas a amelogenina, a sialoproteína óssea e a proteína vimentina. Recentemente, verificou-se que a Cbfa1 é um regulador transcricional crítico da diferenciação dos osteoblastos. Após o transplante de células PL na superfície ferida do periodonto, estas células segregam os seus próprios factores, o que permite uma regeneração mais rápida do que as células ES, possivelmente devido à plasticidade das células PL e à sua capacidade de se diferenciarem eficazmente no microambiente celular periodontal (Figura 6). Além disso, o movimento ortodôntico dos dentes promove a diferenciação das células transplantadas, e a diferenciação ocorre predominantemente nas áreas paravasculares do periodonto, enquanto nos enxertos de células periodontais autógenas, o derivado da matriz do esmalte (EMD) desempenha um papel importante na interface implante-tecido conjuntivo. Mais especificamente, os implantes que receberam enxertos de células GCT foram encontrados rodeados por tecido conjuntivo fibroso. Em contraste, os implantes que receberam células PDL sem a aplicação de EMD demonstraram um bom contacto ósseo, mas foram observados filamentos de epitélio na interface implante-tecido conjuntivo (Tabela 1). Tanto as amelogeninas como as proteínas solúveis da dentina mostraram atividade de indução óssea como a proteína morfogenética óssea e induziram a diferenciação de células mesenquimatosas em condrócitos e osteócitos. Para o desenvolvimento da raiz dentária, a terapia pediátrica convencional contra o cancro também é utilizada através do transplante de células estaminais.

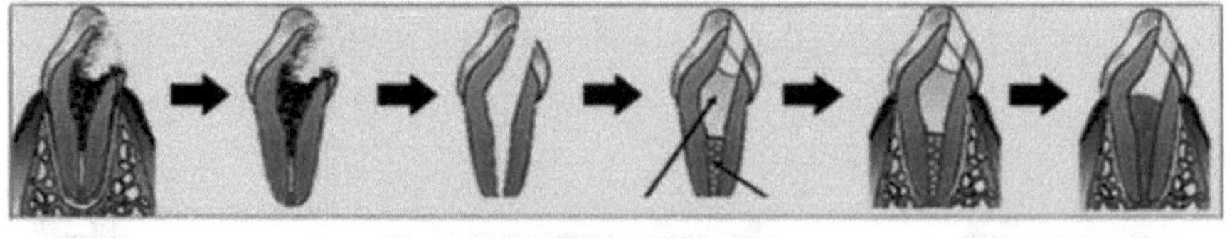

Figura 6 Injeção de células de enchimento de pasta biológica

ORTODONTIA E TRANSPLANTE DE CÉLULAS ESTAMINAIS [8]: -

Implantação de células estaminais cultivadas[8] : -

As células estaminais são utilizadas para encontrar a cura para inúmeras doenças, incluindo a cicatrização de feridas cutâneas através da medicina de transplantação. Os implantes de células cultivadas são aplicados na regeneração periodontal, em que é essencial um dador para a extração do dente e para obter a célula derivada do ligamento periodontal. Existem técnicas regenerativas avançadas que combinam a cultura de tecidos e o transplante de dentes. O transplante de dentes cultivados em tecidos diminui o crescimento epitelial e aumenta a fixação do tecido conjuntivo na superfície aplainada da raiz. Para além disso, o EMD pode aumentar notavelmente a nova fixação do tecido conjuntivo nesta técnica regenerativa periodontal. Mais especificamente, a implantação de re-associações de células cultivadas levou à morfogénese da coroa, à histogénese epitelial, à vascularização do órgão e ao desenvolvimento da raiz e do periodonto. A implantação de re-associações de células dentárias cultivadas permite a reprodução de uma diferenciação funcional completa a nível celular, matricial e mineral. Um microambiente específico e a sinalização da beta-catenina são necessários para a morfogénese do dente embrionário e para a promoção do desenvolvimento contínuo do dente na fase embrionária (Tabela 1 e Figura 7).

Para a regeneração do dente transplantado, a ligação do epitélio juncional é altamente essencial. O tamanho dos defeitos de furca e a cobertura do retalho gengival influenciam o resultado do tratamento utilizando células autógenas do ligamento periodontal com ou sem derivados da matriz do esmalte. A membrana de atelocolagénio inibe a migração apical do epitélio em regeneração e acelera a recolocação do tecido conjuntivo, em parte através da inibição da função mitótica das células epiteliais basais nas fases iniciais da cicatrização de feridas. No entanto, a implantação de biomateriais, como o atelocolagénio, induz a dentinogénese do tecido da polpa dentária, mas também necessita de factores de crescimento basais para induzir a regeneração e a utilização de biomateriais. Para determinar a taxa de sucesso da implantação, são seguidos procedimentos de regeneração periodontal depois de se encontrar o nível de ligação do tecido conjuntivo (Tabela 1 e Figura 7). Os métodos de regeneração de tecidos mediados por células estaminais mesenquimais (MSC) são utilizados para regenerar uma bio-raiz e os tecidos periodontais associados para restaurar a perda de dentes. As MSC aumentam a regeneração óssea em defeitos de tamanho crítico da calvária em coelhos e constituem uma nova estratégia terapêutica promissora para ajudar na cicatrização do esqueleto.

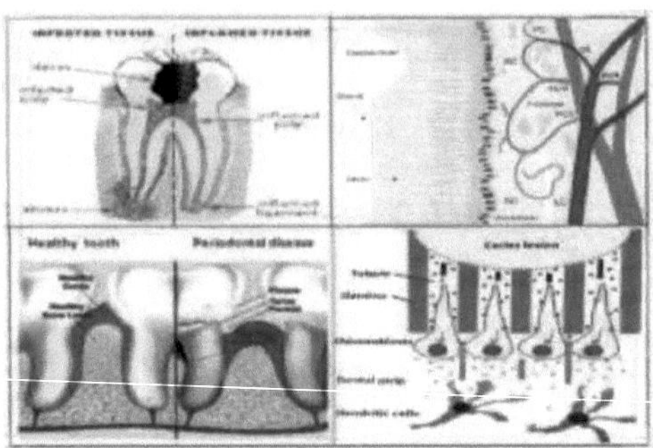

Figura 7: Diferentes tipos de defeitos dentários periodontais e respetivo exame histológico

As células estaminais mesenquimais da medula óssea (MSC) constituem uma população heterogénea de células progenitoras pós-natais com profundas propriedades imunomoduladoras, tais como a regulação positiva das células T reguladoras (Tregs) Foxp3 (+) e a regulação negativa das células Th17. Estas subpopulações de MSC possuem uma vasta gama de funções imunomoduladoras. Do mesmo modo, as células estaminais mesenquimais derivadas do cordão umbilical humano (UC-MSCs) são utilizadas para facilitar a diferenciação osteogénica na regeneração óssea. Estas células podem ser obtidas através da expressão excessiva de osterix (Osx). Devido à sua elevada propriedade de proliferação, as UC-MSCs podem desempenhar um papel importante na engenharia do tecido ósseo. Mais frequentemente, as células estaminais cultivadas em meio condicionado são utilizadas para fins de transplante como uma alternativa promissora ao tratamento da cicatrização de feridas cutâneas (Quadro 1). Mais especificamente, para a gestão clínica de tecidos moles, uma população mista de células estaminais e progenitoras autólogas derivadas da medula óssea é semeada em в-tricalcium phosphate (0-TCP), que serve de suporte para fornecer células diretamente ao defeito. Este material é também utilizado para a vascularização e mineralização dos tecidos ósseos. Assim, tanto a medula óssea como as células estaminais derivadas do tecido adiposo foram consideradas a melhor escolha para a regeneração do defeito. Estas células estaminais derivadas do tecido adiposo são facilmente acessíveis e proliferam abundantemente em células mesenquimatosas que formam um material de regeneração óssea eficaz (Tabela 1).

Células estaminais mesenquimais[1] : -

Os transplantes de células estaminais mesenquimais (MSCT) são utilizados no tratamento de doenças humanas e em ortodontia. Estas células dividem-se rapidamente e diferenciam-se no tecido lesado em células especializadas após o transplante. Do mesmo modo, as células estaminais progenitoras mesenquimatosas existem no estroma da medula óssea sob a forma de um subconjunto de células não hematopoiéticas que se podem expandir ex vivo e induzir in vitro ou in vivo. Estas células diferenciam-se em osteoblastos, condrócitos, adipócitos, tenócitos, miotubos, células neurais e estroma de suporte hematopoiético. Estas células progenitoras mesenquimais requerem um microambiente adequado para a proliferação e diferenciação celular com uma vasta gama de factores de crescimento, citocinas, quimiocinas, proteínas e enzimas.

Os progenitores mesenquimais são utilizados para a reconstrução e regeneração de muitos órgãos e tecidos. Estas células têm muitas aplicações clínicas em terapias celulares e genéticas. Para a regeneração de vários tecidos, são também utilizadas MSCs crio-preservadas (7 dias num congelador a -150°C). Após normalização em meio, estas células mantêm uma elevada taxa de sobrevivência e proliferação e conservam as suas capacidades de diferenciação adipogénica e osteogénica em meio de cultura contendo factores essenciais de promoção do crescimento que podem ser obtidos a partir do meio condicionado ou do meio usado colhido das células cultivadas (Quadro 1).

A regeneração óssea através da osteogénese de distração (DO) é promissora mas notavelmente lenta. No entanto, para acelerar a regeneração óssea, as células estaminais mesenquimais autólogas são injectadas diretamente no local da distração. Em comparação com a injeção direta, o método baseado em andaimes permite uma administração mais precoce das células, com uma distribuição e retenção potencialmente mais bem controladas. É tecnicamente viável e biologicamente sólido administrar BM-MSCs autólogas no local da distração imediatamente após a osteotomia, utilizando uma estrutura de gelfoam para melhorar a DO mandibular (MDO). É evidente que apenas uma pequena percentagem de células transplantadas se integra e sobrevive nos tecidos do hospedeiro devido à disponibilidade de factores tróficos como os níveis de miR-29b e Fas. A deficiência de Fas provoca uma falha na libertação de miR-29b, elevando assim os níveis intracelulares de miR-29b, e regula em baixa a expressão da DNA metiltransferase 1 (Dnmt1) nas BMMSCs MRL/lpr. Isto resulta na hipometilação do promotor Notch1 e na ativação da sinalização Notch, o que, por sua vez, leva a uma diferenciação osteogénica deficiente. Também causa MDO assistida por MSCT (Tabela 1).

Células estaminais embrionárias[8] : -

As células estaminais embrionárias possuem uma capacidade ilimitada de auto-renovação e diferenciação e apresentam aplicações mais vastas na investigação biomédica e na medicina regenerativa. Os antigénios associados às células estaminais embrionárias são expressos numa variedade de células estaminais adultas, bem como em células estaminais embrionárias. Os antigénios embrionários específicos da fase (SSEA)-4 são utilizados para isolar células estaminais da polpa dentária (PD) que apresentam aderência plástica, expressão de antigénios de superfície específicos e potencial de diferenciação multipotente, semelhante às MSC. As células estaminais embrionárias (ES), derivadas da massa celular interna dos blastocistos de mamíferos, têm a capacidade de crescer indefinidamente, mantendo a pluripotência. Além disso, as células ES humanas são muito úteis para compreender os mecanismos das doenças, para selecionar medicamentos eficazes e seguros e para tratar doentes com várias doenças e lesões, mas é muito difícil gerar células ES específicas de cada doente ou doença, que são necessárias para a sua aplicação eficaz. As células SSEA-4+ DP possuem um potencial osteogénico e as células SSEA-4+ DP clonais apresentam um potencial de diferenciação de várias linhagens para osteoblastos, condrócitos e neurónios in vitro. Mais especificamente, para a remoção de distúrbios no desenvolvimento dentário ou de deficiências em crianças, são efectuados transplantes de células estaminais hematopoiéticas (HSCT) (Tabela 1).

As células estromais da polpa dentária (DPSC) são uma fonte promissora de células estaminais para a terapia regenerativa clínica (Figura 3). Uma utilização mais alargada das DPSC utilizadas em transplantes requer uma expansão in vitro em grande escala para equilibrar a oferta e a procura de massa celular de acordo com os requisitos clínicos, sem comprometer as actuais boas práticas de fabrico. Para a cultura de células DPSC, o soro fetal bovino (FBS) é utilizado como suplemento nutricional, mas é um aditivo indesejável para as células, uma vez que acarreta o risco de transmissão de doenças virais e priónicas. O lisado de plaquetas humanas (HPL) é também utilizado como substituto do FBS numa expansão em grande escala de DPSC num período de tempo mais curto, em condições cGMP. As células adultas da polpa dentária (DPCs) são isoladas de terceiros molares e têm a capacidade de se diferenciar em queratócitos, células do estoma da córnea (Figura 8). Após induzir a diferenciação in vitro, as DPCs expressaram moléculas caraterísticas dos queratócitos, queratocan e proteoglicanos de sulfato de queratano, tanto a nível genético como proteico. As DPCs cultivadas em substratos de nanofibras alinhadas geram construções de engenharia de tecidos, semelhantes ao estroma da córnea, recapitulando o colagénio fibrilar paralelo, alinhado e bem compactado do tecido estromal nativo. Do mesmo modo, sabe-se que as células derivadas da medula óssea contribuem para a cicatrização de feridas e são capazes de se diferenciar em muitos tipos diferentes de células específicas de tecidos (Quadro 1). A crescente procura clínica de substitutos ósseos exige uma fonte de células adequada e suportes tridimensionais (3D) que suportem o crescimento celular e aumentem o potencial osteogénico. Principalmente para a cicatrização de feridas de dentes defeituosos, as estruturas de suporte celular são implantadas intraperitonealmente em animais experimentais. No entanto, para a implantação in vivo de HDPSC 3D 45S5 Bioglass scaffolds com espículas ósseas tecidas esporádicas e tecido calcificado são implantados. Estes promovem a formação de tecido semelhante ao osso in vitro e in vivo e foram considerados candidatos promissores para a reparação e regeneração óssea clínica (Quadro 1).

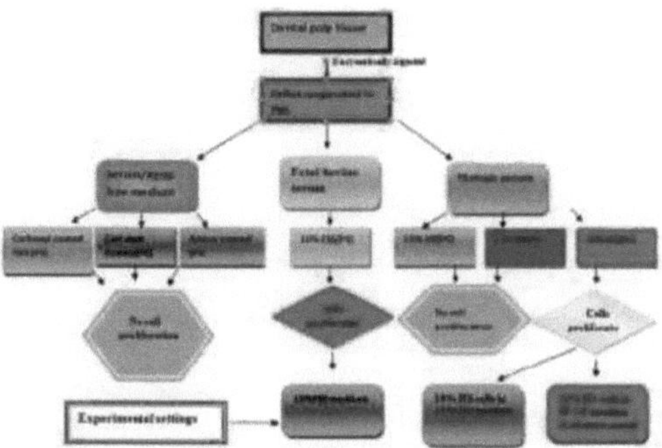

Figura 8: Método de cultura para derivação de células estaminais do tecido da polpa dentária para cicatrização de feridas e reparação de dentes defeituosos

Células estaminais pluripotentes humanas[8] : -

As células estaminais pluripotentes humanas apresentam as caraterísticas essenciais das células estaminais embrionárias. Possuem cariótipos normais, expressam atividade telomerase, possuem marcadores de superfície celular e genes que caracterizam as células ES humanas. Estas células possuem potencial de desenvolvimento para se diferenciarem em derivados avançados das três camadas germinativas primárias e revelaram-se muito úteis na produção de novos modelos de doenças para o desenvolvimento de medicamentos e na medicina de transplantação. Recentemente, foram gerados osteoclastos que reabsorvem o osso a partir de células estaminais pluripotentes embrionárias e induzidas humanas. Além disso, a derivação de populações hematopoiéticas e de osteoclastos a partir de células estaminais pluripotentes induzidas e embrionárias humanas é inestimável para compreender o desenvolvimento ósseo embrionário e as doenças ósseas pós-natais. A reprogramação bem sucedida de células somáticas humanas diferenciadas para um estado pluripotente permitiu a criação de células estaminais específicas de doentes e doenças. No entanto, a geração de células estaminais pluripotentes induzidas (iPS) é capaz de transmissão germinal, a partir de células somáticas de ratinho, através da transdução de quatro factores de transcrição definidos. Do mesmo modo, a geração de células iPS a partir de fibroblastos dérmicos humanos adultos necessita dos factores Oct3/4, Klf4 e c-Myc. Estas células foram consideradas semelhantes às células ES humanas em termos de morfologia, proliferação, antigénios de superfície, expressão genética, estado epigenético de genes específicos de células pluripotentes e atividade da telomerase. Sem dúvida, estas células podiam diferenciar-se em vários tipos de células in vitro a partir de fibroblastos humanos adultos (Quadro 1).

Células estaminais do ligamento periodontal[8] : -

A terapia baseada em células estaminais representa uma nova e mais vantajosa modalidade de tratamento para defeitos ou perdas dentárias. Mas é verdade que as células estaminais derivadas dos dentes não são facilmente acessíveis, em vez disso, as células multipotentes dérmicas (DMC) estão facilmente disponíveis a partir do tecido cutâneo para indução odontogénica. No entanto, através da exposição ao meio condicionado de células germinativas embrionárias e neonatais em cultura, a proliferação e a atividade de mineralização das DMCs podem ser elevadas, enquanto o meio condicionado de células germinativas embrionárias (ETGC-CM) produz efeitos mais significativos. As CMD são utilizadas como uma fonte celular alternativa para a regeneração e a terapêutica dos dentes. Do mesmo modo, as células estaminais do ligamento periodontal (PDLSCs) são consideradas como potenciais fontes de MSC para aplicações clínicas na terapia de regeneração periodontal. No entanto, existe uma diferença significativa na capacidade de proliferação e diferenciação das PDLSCs consoante a idade. As PDLSCs obtidas de dadores idosos apresentam uma capacidade de proliferação e diferenciação reduzida quando comparadas com as de dadores jovens. As PLC-CM jovens apresentam uma maior capacidade de proliferação e diferenciação celular das PDLSC do que as dos dadores idosos. Outro facto é que as PDLSCs envelhecidas induzidas por PLC-CM jovens revelaram uma maior capacidade de regeneração de tecidos para produzir estruturas semelhantes ao cemento/ligamento periodontal, enquanto as PDLSCs jovens induzidas por transplantes de PLC-CM envelhecidas formam tecidos conjuntivos. As PDLSCs são moduladas pelo microambiente extrínseco, mas após o transplante para ratinhos imunocomprometidos, forma-se um complexo semelhante a cemento/LPD alinhado e regular. Além disso, a combinação do meio condicionado por células germinativas do dente apical com a matriz extracelular endógena poderia imitar ao máximo o microambiente do desenvolvimento do tecido radicular/periodontal e melhorar a reconstrução da arquitetura fisiológica de um complexo semelhante ao cemento/PDL de uma forma que imita os tecidos. Esta é a principal razão pela qual as células estaminais do ligamento periodontal (PDLSCs) são um dos melhores candidatos para a regeneração periodontal. A sua função pode ser afetada no microambiente da periodontite. As PDLSCs são uma alternativa promissora para promover a reparação de defeitos periodontais para futuras aplicações clínicas em medicina regenerativa e engenharia de tecidos (Figura 4).

No entanto, para que a regeneração do periodonto seja bem sucedida, é altamente necessária a coordenação de células, sinais e suportes. Assim, as células do folículo pericoronário (FCP), que servem como células precursoras e células estaminais mesenquimais, apresentam uma associação íntima com as PDLSC. As DFCs poderiam fornecer um microambiente favorável para melhorar a capacidade de proliferação e diferenciação das PDLSCs de indivíduos saudáveis (HPDLSCs) e de pacientes diagnosticados com periodontite (PPDLSCs). As células do folículo pericoronário recuperam a capacidade regenerativa das células estaminais do ligamento periodontal num microambiente inflamatório.

Células epiteliais odontogénicas de não odontogénicas[8] : -

Para que a regeneração seja bem sucedida, deve haver uma identificação clara das células epiteliais odontogénicas e não odontogénicas. Além disso, está estabelecida a indução da expressão de genes marcadores da diferenciação das células epiteliais dentárias em células HaCaT não odontogénicas pelo TMSB4X (Quadro 1). É também necessária a regulação positiva de genes relacionados com a odontogénese, como o fator de transcrição 2 relacionado com o runt (RUNX2), a amelogenina (AMELX), a ameloblastina (AMBN) e a esmaltina (ENAM). A timosina beta 4 (Tmsb4x) está intimamente relacionada com o início e o desenvolvimento do germe dentário. A co-cultura de células PBCD34+ e MSC aumenta a regeneração óssea e é utilizada como estratégia terapêutica para a cicatrização do esqueleto (Tabela 1). É um facto que a recombinação de células libertadas dos germes dentários em desenvolvimento dá origem a dentes. A regeneração tecidular guiada é utilizada na cirurgia óssea reconstrutiva. Pode regenerar o osso alveolar em conjunto com a colocação de implantes dentários de titânio. Entretanto, a osseointegração completa de um implante pode ser conseguida através da colocação de uma membrana de Teflon sobre um implante que tenha sido inserido num alvéolo imediatamente após a extração do dente (Tabela 1).

IMPLANTES DENTÁRIOS ARTIFICIAIS[8] : -

Os implantes orais osseointegrados estão disponíveis em diferentes materiais, formas do corpo, diâmetros, comprimentos, plataformas, propriedades de superfície e revestimentos. As modificações e os revestimentos da superfície dos implantes conferem-lhes valor de mercado e produzem uma superioridade competitiva com base no material da superfície em relação aos outros. Em implantologia dentária, existem códigos comuns para identificar um bom implante como superfície torneada, fresada ou polida. Uma boa superfície maquinada pode ser produzida por uma máquina e superfícies polidas, rectificadas, amaciadas e com jato de areia. Foram desenvolvidas inúmeras modificações de superfície, incluindo superfícies torneadas, jacteadas, gravadas com ácido, sinterizadas porosas, oxidadas, pulverizadas com plasma, revestidas com hidroxiapatite ou uma combinação destes procedimentos. Existem mais de 1300 tipos de implantes que variam em termos de forma, material, dimensão, propriedades da superfície e geometria da interface e que são utilizados por dentistas em diferentes países. Também são preparadas boas superfícies de implantes através da incorporação em resina de polimetilmetacrilato. A modificação da superfície das formas dos implantes ou de materiais específicos é muito importante porque pode melhorar os resultados clínicos dos implantes disponíveis no mercado. As secções não descalcificadas são preparadas com a técnica de corte e trituração. A percentagem de osso em contacto com a superfície do implante pode ser medida com um método de histomorfometria concebido pelo próprio, utilizando uma grelha milimétrica num estereomicroscópio.

O implante com superfície de titânio contém uma percentagem significativamente mais elevada de osso ao longo do material revestido a hidroxiapatite. A falha do implante é uma consequência da carga protética em que a cicatrização é pouco desenvolvida. Pode ser resolvido medindo a resposta óssea em torno de implantes colocados na mandíbula que suportam próteses que exibem dois níveis de ajuste e não são carregadas exclusivamente. Uma prótese mal ajustada com cargas funcionais dinâmicas elevadas sobrepostas a cargas mal ajustadas fornece sempre resultados insatisfatórios e não é adequada para aplicações clínicas, porque o ajuste não altera a interface osseointegrada. A análise de elementos finitos (FEA) é considerada um método preciso e aplicável para a avaliação de sistemas de implantes dentários. Através da FEA, um modelo para-sagital pode ser digitalizado com a adição de um conjunto de dados do doente gerados por tomografia computorizada (TC), e vários modelos de implantes dentários unidentais, osseointegrados e bidimensionais podem ser simulados para encontrar o melhor ajuste. Para uma implantação bem sucedida, é necessário examinar o efeito da variação do diâmetro do implante (3,8 mm-6,5 mm) de um tipo de implante cilíndrico escalonado e ajustado à pressão e de um tipo de implante cilíndrico reto ajustado à pressão, quando osseointegrado na mandíbula posterior. Além disso, deve ser efectuada uma comparação das caraterísticas de dissipação de tensão do implante escalonado versus o desenho do implante direito para analisar a direção da força de mordida (vertical, horizontal e oblíqua de 45°) nos tipos de implante. A

É verdade que a utilização do implante com o diâmetro mais largo não é necessariamente a melhor escolha quando se considera a distribuição de tensões no osso circundante, mas dentro de certos limites morfológicos, para o implante, existe um implante dentário ótimo para diminuir as magnitudes das tensões na interface osso-implante. Pode gerir a tensão e dissipá-la ao longo do implante cilíndrico escalonado em comparação com o implante reto. Por conseguinte, é muito importante na FEA de implantes dentários considerar não só as forças axiais (carga vertical) e as forças horizontais (cargas causadoras de momentos), mas também considerar uma carga combinada (força de mordida oblíqua).

É verdade que existem direcções de mordida mais realistas que podem espalhar uma determinada força que causará a maior tensão localizada no osso cortical.

CONCLUSÃO: - [8]

Foram feitos avanços recentes nas técnicas regenerativas, combinando a cultura de tecidos e o transplante de células estaminais para a cicatrização de feridas e a substituição de dentes defeituosos. Além disso, as células estaminais do ligamento periodontal humano são consideradas uma boa fonte de reparação fisiológica dos tecidos periodontais. As MSC são utilizadas na cicatrização do esqueleto e são consideradas um candidato promissor para a engenharia de bio-raízes. As células estaminais mesenquimais e as SSEA)-4 apresentam aderência plástica, expressão de antigénios de superfície específicos e potencial de diferenciação multipotente. Além disso, devido à elevada propriedade de proliferação, as UC-MSCs geneticamente modificadas são também utilizadas na engenharia de tecidos ósseos. Para um desenvolvimento bem sucedido, o enquadramento, o crescimento e a regeneração de materiais de suporte de polímeros biodegradáveis estáveis e duradouros e a formação do complexo cemento/ligamento periodontal são extremamente importantes. Para além disso, a indução do esmalte e a formação de complexos de dentina e a remoção da matriz desmineralizada, a vascularização dos dentes artificiais e a manutenção do microambiente são questões importantes. Para uma cicatrização bem sucedida de implantes dentários de células em cultura, são também necessárias moléculas/factores de adesão e cimentação para a formação de uma fixação estável em implantes dentários. Para a adesão das células ao tecido conjuntivo periodontal, são também necessárias as proteínas amelogenina, sialoproteína óssea e vimentina. Os implantes orais osseointegrados estão disponíveis em diferentes materiais, formas do corpo, diâmetros, comprimentos, plataformas, propriedades de superfície e revestimentos.

CAPÍTULO 8

8. CÉLULAS ESTAMINAIS NA TMJ

RECONSTRUÇÃO DA TMJ COM CÉLULAS DE CARTILAGEM

INTRODUÇÃO [9]: -

Os distúrbios da articulação temporomandibular (ATM) resultantes de artrite, anquilose, traumas, desarranjos internos e/ou outras afecções podem devastar as estruturas da ATM que têm uma capacidade limitada de regeneração. A engenharia de tecidos pode constituir uma solução ideal, especialmente quando ocorre uma degeneração grave. Embora o nosso objetivo a longo prazo seja regenerar todo o côndilo mandibular da ATM, o foco específico do presente estudo foi a cartilagem condilar, onde foram investigadas as fontes e os sinais celulares. O objetivo deste estudo foi comparar o comportamento das células da cartilagem condilar mandibular e das células da cartilagem do tornozelo (hialina) sob a regulação do fator de crescimento semelhante à insulina-I (IGF-I) e do sulfato de glucosamina.

A composição e a estrutura da cartilagem condilar mandibular (doravante designada por cartilagem condilar da ATM) diferem da cartilagem hialina. As células da cartilagem hialina são condrócitos, e a cartilagem hialina pode ser dividida em quatro zonas: superficial, média, profunda e calcificada. Em contraste, a cartilagem condilar da ATM tem um carácter fibrocartilaginoso e hialino, com uma fina zona proliferativa que separa a zona fibrosa fibrocartilaginosa à superfície das zonas maduras e hipertróficas hialinas abaixo. Ao contrário da cartilagem hialina, a cartilagem condilar da ATM contém predominantemente fibroblastos e colagénio I na zona fibrosa superficial[3e5] . Células mesenquimais indiferenciadas estão distribuídas na zona proliferativa, servindo como um reservatório de células para fornecer células para a zona fibrosa e zonas subjacentes. As zonas subjacentes maduras e hipertróficas incluem condrócitos diferenciados e o colagénio é do tipo I e II. Do ponto de vista da origem embrionária, a cartilagem condilar da ATM é classificada como uma cartilagem secundária formada pelo periósteo ou endósteo, enquanto a cartilagem hialina é uma cartilagem primária, que precede a formação óssea. A cartilagem condilar da ATM enquadra-se na classificação de fibrocartilagem, com uma forte presença de colagénio dos tipos I e II. No entanto, a cartilagem hialina contém predominantemente colagénio do tipo II em todas as zonas. Estas estruturas contrastantes tornam imperativo investigar e comparar as respostas das células da cartilagem condilar da ATM e das células da cartilagem hialina aos sinais biológicos e aos suportes biodegradáveis.

Estudos anteriores de engenharia de tecidos das cartilagens condilares da ATM utilizaram células do próprio côndilo, células de cartilagem hialina, fibroblastos e células estaminais como fontes celulares.

Uma tentativa inicial conduzida por Weng et al. semeou condrócitos hialinos bovinos dos membros anteriores na superfície de um suporte de ácido poliglicólico/ácido poliláctico (PGA/PLA) como camada de cartilagem. Hollister e colegas também semearam fibroblastos transduzidos de proteína morfogenética óssea (BMP) em suportes. Em ambos os estudos, foi observada a formação de cartilagem após a implantação através da coloração com Safranin-O. Além disso, foram introduzidas células estromais mesenquimais da medula óssea e do cordão umbilical na engenharia de tecidos da ATM, demonstrando a viabilidade da criação de um côndilo mandibular de engenharia de tecidos sob a forma de duas camadas estratificadas. Nestes estudos, a coloração imunohistoquímica (IHC) positiva para os tipos I e II revelou a existência de uma fibrocartilagem. Embora a maioria dos estudos anteriores tenha utilizado células estaminais para a engenharia de tecidos da ATM, uma vantagem que as células maduras possuem sobre os vários tipos de células estaminais é a ausência da variável de diferenciação e a possibilidade reduzida de metaplasia. Assim, este estudo teve como objetivo comparar as células da cartilagem condilar da ATM com as células da cartilagem hialina para aplicações de engenharia de tecidos.

Embora o comportamento celular da cartilagem condilar da ATM e da cartilagem hialina tenha sido amplamente investigado, existem apenas três estudos que comparam os respectivos tipos celulares, realizados em cultura de explantes de ratos recém-nascidos por um único grupo. Estes estudos revelaram que o fator básico de crescimento de fibroblastos (bFGF), o IGF-I e o fator transformador de crescimento beta (TGF-b) estimularam uma maior proliferação celular nos explantes condilares da ATM do que nos explantes da cabeça femoral. O IGF-I aumentou a formação de glicosaminoglicanos (GAG), enquanto que o bFGF e o TGF-b diminuíram a produção de GAG em ambos os tipos de cartilagem. É de salientar que estes estudos utilizaram côndilos de ratos recém-nascidos, que crescem mais rapidamente do que os côndilos maduros, enquanto que no presente estudo foram isoladas células de cartilagem madura do côndilo mandibular e do tornozelo de suínos. Num ambiente bidimensional (2D) utilizando células maduras, o IGF-I promoveu a proliferação celular e a biossíntese para ambos os tipos de células. Por conseguinte, com base na cultura de células em explante e em monocamada, o IGF-I foi escolhido no nosso estudo tridimensional (3D) para regular o crescimento e a biossíntese das células.

A glucosamina tem sido pouco testada em aplicações de engenharia de tecidos, com alguns estudos recentes. Uma investigação recente revelou que o cloridrato de glucosamina regulava positivamente a produção de matriz em concentrações entre 0 e 2 mM. Foi demonstrado in vitro que o sulfato de glucosamina promove a produção de aggrecan e inibe a produção de proteínas de degradação da matriz nos condrócitos. Na nossa cultura em monocamada 2D, o sulfato de glucosamina também demonstrou uma capacidade de promover significativamente a produção de GAG e colagénio e de superar os factores de crescimento em determinadas instâncias (entre 0 e 0,4 mM) tanto para as células da cartilagem condilar da ATM como para a cartilagem do tornozelo. Consequentemente, para além do IGF-I a 100 ng/ml, foi adoptada a glucosamina a 0,4 mM e os efeitos sinérgicos do IGF-I e da glucosamina foram também investigados no presente estudo.

Os suportes não tecidos de PGA têm sido amplamente explorados na engenharia de tecidos de cartilagem hialina e fibrocartilagínea, devido à sua boa biocompatibilidade e biodegradabilidade. O nosso estudo anterior também demonstrou que as malhas de PGA não tecidas suportavam a proliferação e a biossíntese de células da cartilagem condilar da ATM, como evidenciado por um aumento significativo do número de células e pela presença de colagénio dos tipos I e II e de GAGs em todas as construções. Por conseguinte, neste estudo, os suportes não tecidos de PGA foram semeados com células de cartilagem porcina provenientes da cartilagem condilar madura da ATM e da cartilagem hialina dos tornozelos. Foram utilizados sinais exógenos, incluindo sulfato de glucosamina (0,4 mM) e IGF-I (100 ng/ml) e a sua combinação, para regular a proliferação celular e a produção de matriz extracelular. A comparação entre estes dois tipos de células fornece passos críticos para demonstrar que as células da cartilagem hialina podem ser uma fonte promissora de células maduras para a engenharia de tecidos da cartilagem condilar da ATM.

COLHEITA DE CÉLULAS[9] : -

As cabeças e os tornozelos de suínos (raça branca Chester, fêmea, 8 meses de idade) foram adquiridos à Winchester Meat Processing (Winchester, KS, EUA). A ATM foi primeiro removida em bloco com a cápsula intacta e colocada em etanol a 100% durante 20 minutos. A ATM foi esfregada com uma compressa de iodo estéril, depois a cápsula articular foi rompida e o disco foi removido de forma estéril com um bisturi numa estufa de cultura de tecidos. A cartilagem condilar da ATM foi removida cortando a cartilagem da superfície do côndilo da ATM, lavada com solução salina tamponada com fosfato estéril (PBS), picada e digerida durante 24 horas em 2 mg/ml de colagenase de tipo II (394 U/mg; Worthington Biochemical; Lakewood, NJ, EUA). A solução celular foi centrifugada e as células foram ressuspendidas num meio de cultura celular, constituído por meio de Eagle modificado de Dulbecco (Invitrogen; Carlsbad, CA, EUA), 10% de soro fetal bovino (FBS; Gemini; West Sacramento, CA, EUA), 25 mg/ml de ácido ascórbico (Sigma; St. Louis, MO, EUA), 1% de aminoácidos não essenciais (Invitrogen; Carlsbad, CA, EUA) e 1% de penicilina, estreptomicina e fungizona (Invitrogen; Carlsbad, CA, EUA). As células foram alimentadas dia sim, dia não, até ficarem confluentes. A população de células confluentes foi tripsinizada e rotulada como passagem 1. O procedimento para obter células de cartilagem dos tornozelos foi semelhante ao da colheita de células de cartilagem condilar da ATM, embora mais simples. Em resumo, a pele foi removida, a articulação foi esterilizada com uma compressa de iodo, a cápsula articular foi quebrada e a cartilagem foi obtida e picada. Após a digestão, as células foram ressuspensas, cultivadas nos frascos e rotuladas como passagem 1.

SEMENTEIRA DE CÉLULAS E INCORPORAÇÃO DE FACTORES DE CRESCIMENTO [9]: -

Uma malha de PGA não tecida (50 mg/cc; Synthecon; Houston, TX, EUA) foi perfurada em andaimes em forma de disco com 5 mm de diâmetro e 2 mm de espessura, sendo depois esterilizada com óxido de etileno. Após a esterilização, os andaimes foram arejados em bolsas de esterilização sob uma hotte durante 1 dia e, em seguida, humedecidos com etanol filtrado estéril durante 5 minutos e duas lavagens com PBS estéril. Os andaimes foram então embebidos no meio de cultura de células durante 1 dia e depois retirados para a sementeira de células. As células P1 foram semeadas nos suportes de PGA a 50 milhões de células/ml de suporte. A solução celular altamente concentrada (500 ml) foi dispensada lentamente nos suportes em placas de 24 poços, que foram colocadas num agitador orbital a 150 rpm durante 12 h. Após 12 h, foram adicionados 500 ml de meio fresco. Após 24 h, foi adicionado mais 1 ml de meio e as células foram deixadas a fixar-se estaticamente no meio durante mais um dia. Após 2 dias para a sementeira e fixação (registados como dia 1), o meio foi substituído por 2 ml de meio fresco ou de meio suplementado com fator de crescimento ou glucosamina. Houve um total de oito grupos neste estudo, incluindo as células da cartilagem condilar e hialina da ATM tratadas com IGF (100 ng/ml; Pepro Tech; Rocky Hill, NJ, EUA), 6-sulfato de Dglucosamina (0,4 mM, correspondente a 100 mg/ml; Sigma; St. Louis, MO, EUA) e a sua combinação (100 ng/ml de IGF e 0,4 mM de glucosamina) e os respectivos controlos (cultivados em meio fresco sem tratamento com IGF e glucosamina). Os andaimes foram cultivados em 2 ml de meio durante 6 semanas e metade do meio foi mudado de dois em dois dias.

DISCUSSÃO [9]: -

Neste estudo, foram utilizadas cartilagens porcinas maduras, uma vez que o porco foi identificado como um modelo adequado para estratégias de engenharia de tecidos da ATM, embora espécies e idades diferentes possam conduzir a resultados diferentes. Foi demonstrado que os dois tipos de células de cartilagem diferem in vitro na proliferação celular, na produção de GAG e colagénio e no tipo de colagénio. Além disso, os resultados revelaram que as composições das cartilagens obtidas por engenharia de tecidos eram diferentes dos respectivos tecidos nativos. As condições de carga podem contribuir para os diferentes comportamentos dos respectivos tipos de células, embora deva ficar claro que a ATM é uma articulação de suporte de carga. Tanto quanto sabemos, este foi o primeiro esforço para comparar fontes de células de cartilagem para a engenharia de tecidos da ATM, como um primeiro passo para demonstrar que pode não ser necessário utilizar células do mesmo tecido ao selecionar uma fonte de células maduras para a regeneração da fibrocartilagem. Além disso, este é o primeiro exemplo de imunomarcação dupla dos colagénios I e II da cartilagem condilar, tanto quanto é do nosso conhecimento.

Em comparação com as células de cartilagem hialina, as células condilares da ATM foram menos proliferativas num ambiente 3D. A diferença significativa, na semana 0, do número de células entre as células condilares da ATM e as células da cartilagem hialina revelou que as células condilares da ATM tinham uma capacidade inferior de se fixarem nos suportes de PGA em comparação com as células da cartilagem hialina. Esta capacidade de fixação inferior explicaria provavelmente a menor celularidade dos grupos da ATM às 6 semanas, dada a taxa de proliferação superior das células da cartilagem condilar da ATM em cultura em monocamada. A exploração de novos biomateriais pode melhorar a capacidade de adesão das células da ATM, como o poli (ácido lático-co-glicólico) modificado com Arg-Gly-Asp (RGD) (PLGA) e o ácido poli-L-lático (PLLA). Durante as 6 semanas de cultura, as células condilares da ATM mantiveram um número de células relativamente constante, indicando que as células da cartilagem condilar da ATM exibiam um comportamento mais semelhante ao das células da fibrocartilagem, como as células do disco da ATM e as células do menisco do joelho, embora fossem mais proliferativas em cultura em monocamada do que a cartilagem hialina do tornozelo. De facto, Almarza e Athanasiou referiram que a cultura in vitro de células de fibrocartilagem (células do disco da ATM) demonstrou mesmo uma diminuição do número de células ao longo de um período de 4 semanas. As células estaminais mesenquimais (células estromais mesenquimais do cordão umbilical humano) num meio condrogénico também apresentaram um número de células reduzido ou estável em suportes de PGA ao longo de 4 semanas de cultura numa aplicação de engenharia de tecidos de fibrocartilagem. A celularidade relativamente invariável das células condilares da ATM implicava que poderia ser necessária uma maior densidade de sementeira.

As células condilares da ATM foram inferiores na síntese de matriz extracelular às células da cartilagem hialina. Os rácios de GAG para o conteúdo de colagénio nos grupos da ATM foram, em média, de 0,25, o que é superior aos rácios nos tecidos nativos, enquanto este rácio nos grupos do tornozelo foi de 0,47, o que é comparável aos tecidos nativos. A predominância do colagénio de tipo I em relação ao colagénio de tipo II nos grupos da ATM (exceto para a combinação de IGF e glucosamina) pode ser inesperada, uma vez que existe colagénio de tipo II em abundância nas zonas maduras e hipertróficas da cartilagem condilar da ATM nativa, embora o colagénio de tipo I produzido pelos fibroblastos na zona fibrosa tenha provavelmente contribuído para a produção de colagénio. Observou-se uma forte coloração IHC do colagénio de tipo II e uma coloração moderada do colagénio de tipo I nos grupos de cartilagem hialina, indicando a formação de um tecido semelhante a fibrocartilagem, que é o objetivo da regeneração da cartilagem condilar da ATM. A presença abundante de colagénio tipo I nos grupos da ATM e a presença moderada de colagénio tipo I nos grupos do tornozelo sugerem a mudança inevitável dos fenótipos das células da ATM e do tornozelo durante a cultura in vitro, devido às diferenças entre os microambientes in vitro e in vivo, tais como as condições mecânicas, os sinais bioactivos e a troca de nutrientes e resíduos. Os condrócitos hialinos desdiferenciados podem ser rediferenciados num gel de agarose, esferas de alginato, através da utilização de cultura de alta densidade, substituindo o soro pela combinação de TGF-b2 e IGF-I, ou revestindo uma superfície com moléculas condrogénicas como o aggrecan. No entanto, ainda é questionável se os condrócitos rediferenciados têm a capacidade de gerar uma matriz corretamente montada.

As células condilares da ATM foram menos reactivas à estimulação de sinais exógenos do que as células da cartilagem hialina, na medida em que tanto o IGF como a combinação IGF/glucosamina aumentaram significativamente a regulação da biossíntese de colagénio e GAG nas células da cartilagem hialina, ao passo que nenhum sinal produziu diferenças estatisticamente significativas nas células da ATM em comparação com o controlo. Não se previa que a glucosamina a 0,4 mM apresentasse uma inibição notável da biossíntese com células de cartilagem do tornozelo, embora esta concentração fosse a melhor para a regulação positiva de GAG e colagénio nos nossos estudos preliminares em monocamada, indicando que é necessária uma maior otimização das concentrações de glucosamina num ambiente 3D. No entanto, Mroz e Silbert também revelaram que o cloreto de glucosamina não estimulou a formação de sulfato de condroitina com condrócitos de rato e até a inibiu em concentrações específicas. A glucosamina é um importante bloco de construção dos proteoglicanos na cartilagem. No entanto, um estudo anterior revelou que a glucosamina exógena não participava na via de produção de GAGs, mas desempenhava antes um papel de sinal para regular a produção de GAGs e colagénio. De facto, no presente estudo, a combinação de IGF e glucosamina demonstrou uma capacidade crítica para reter a síntese de colagénio de tipo II nas células condilares da ATM durante a cultura in vitro, embora o mecanismo inerente tenha de ser investigado mais aprofundadamente no futuro.

Idealmente, a cartilagem condilar da ATM com engenharia de tecidos deve imitar a estrutura zonal nativa para conseguir uma substituição condilar funcional. Uma estratégia para atingir este objetivo poderia ser a colheita separada de células das diferentes zonas da cartilagem condilar. No entanto, a separação de diferentes populações de células das respectivas camadas é limitada pela dissecção exacta das diferentes camadas da cartilagem condilar da ATM devido à distribuição zonal irregular. A centrifugação em contracorrente, uma técnica amplamente utilizada com células progenitoras hematopoiéticas, foi utilizada num estudo anterior para elutriar cinco fracções diferentes de células das células condilares da ATM com base nos diferentes tamanhos das células. A caraterização destas células sugeriu que as células semelhantes a fibroblastos, as células estaminais mesenquimais e as células hipertróficas poderiam ser identificadas a partir destas cinco populações de acordo com o volume celular, o conteúdo de fosfatase alcalina, a produção de proteoglicanos e os tipos de colagénio. A sementeira destas células num andaime estratificado seria um trabalho interessante, mas difícil, no futuro. A cultura in vitro de ambos os tipos de células de cartilagem pareceu apresentar uma alteração fenotípica durante as 6 semanas de cultura em suportes de PGA. A engenharia de tecidos in vitro da cartilagem condilar da ATM utilizando células maduras produziu um tecido fibroso com colagénio tipo I dominante. A combinação de IGF e glucosamina demonstrou a capacidade de manter a expressão de colagénio dos tipos I e II com células da cartilagem condilar da ATM. A cultura in vitro de células de cartilagem hialina resultou na génese de tecido semelhante a fibrocartilagem com colagénio dos tipos I e II. Mais importante ainda, o número de células e o conteúdo da matriz extracelular nos grupos de células da cartilagem hialina foram significativamente mais elevados do que nos grupos de células da cartilagem condilar da ATM. Além disso, de uma perspetiva clínica, é mais razoável obter células da cartilagem hialina (ou talvez da cartilagem costal) do que da cartilagem condilar da ATM degenerada, na qual as células saudáveis são limitadas, ou de uma ATM contralateral saudável, que pode levar a disfunção bilateral. Por conseguinte, dada a importância da atividade biossintética superior das células da cartilagem hialina e a dificuldade clínica em obter cartilagem de dadores, as células da cartilagem hialina podem ser uma fonte de células maduras mais promissora do que a própria ATM para a engenharia de tecidos da cartilagem condilar da ATM, um princípio que também se pode aplicar a outras fibrocartilagens, como o disco intervertebral e o menisco do joelho. No futuro, as experiências incluirão a otimização das concentrações de glucosamina em cultura 3D, a conceção de estruturas zonais para a sementeira de diferentes populações de células e a avaliação das propriedades mecânicas de construções de engenharia de tecidos para cultura a longo prazo (>6 semanas).

SUBSTITUIÇÃO DO DISCO TMJ[10] : -

INTRODUÇÃO [10]: -

O desarranjo interno da articulação temporomandibular (ATM) envolve frequentemente a deslocação do disco da ATM, a artropatia mais comum da ATM. O disco da ATM deslocado ou danificado de outra forma fica exposto a alterações morfológicas e degeneração. Tal como a cartilagem articular, o disco da ATM não tem uma capacidade regenerativa intrínseca. A cirurgia é considerada para pacientes que sofrem de disfunção articular significativa e dor persistente. A discectomia é necessária quando as outras opções de tratamento não são satisfatórias ou quando o disco da ATM se tornou morfologicamente demasiado alterado para ser reposicionado ou reparado por outras terapias. Após a discectomia, as superfícies articulares ficam expostas à carga mecânica direta e à abrasão. Este facto predispõe a articulação a deformações artríticas, que podem, em última análise, necessitar de uma substituição total da articulação. Justifica-se o desenvolvimento de um substituto funcional para o disco da ATM.

O disco da ATM é composto por tecido fibrocartilaginoso especializado, diferente da cartilagem hialina e da cartilagem meniscal. A população celular do disco da ATM é designada por fibrocondrócitos, uma vez que as células apresentam uma morfologia semelhante à dos fibroblastos e dos condrócitos. A estrutura do disco da ATM é constituída por colagénios, predominantemente colagénio de tipo I, e proteoglicanos ricos em sulfatos de condroitina e dermatano. O número e a distribuição dos componentes da matriz extracelular (ECM) no disco da ATM são anisotrópicos e dependem da espécie e de variações dependentes da idade.

Diferentes materiais, incluindo enxertos de tecido autólogo, biomateriais naturais e sintéticos, têm sido propostos para substituir o disco da ATM excisado. Têm sido utilizados autoenxertos de várias origens, como cartilagem auricular, derme, gordura, fáscia e músculo temporal. Para além da morbilidade causada pela colheita, os autoenxertos não têm sido bem sucedidos no tratamento dos distúrbios da ATM. Recentemente, foi relatado que a MEC xenogénica preparada a partir da bexiga urinária de suínos suporta a formação de tecido funcional semelhante ao do disco nativo da ATM, sem sinais de alterações patológicas nas superfícies articulares.

O insucesso e os efeitos prejudiciais dos implantes sintéticos à base de silicone e politetrafluoroetileno têm direcionado o interesse para materiais biodegradáveis. A primeira tentativa de criar o disco da ATM foi realizada utilizando uma malha de colagénio tipo I. Subsequentemente, a poliglicolida sintética (PGA) tem sido o polímero biodegradável mais extensivamente estudado para a engenharia de tecidos do disco da ATM. O PGA tem boa citocompatibilidade com as células derivadas do disco da ATM, mas apresenta uma reabsorção demasiado rápida para manter a integridade mecânica e a porosidade aberta, bem como o suporte da construção. O polilactido (PLA) tem um tempo de degradação mais longo, pelo que é promissor como substituto sintético do disco da ATM.

Foram examinadas várias fontes de células para a engenharia do disco da ATM. Os fibrocondrócitos derivados do disco da ATM parecem ser uma escolha natural. Estas células podem ser colhidas durante o exame artroscópico. No entanto, a utilização de células derivadas do disco da ATM do próprio doente é comprometida pelas alterações degenerativas do disco da ATM. Além disso, os fibrocondrócitos derivados do disco da ATM tendem a alterar o seu fenótipo durante a expansão em laboratório. Em alternativa, os condrócitos de outros tipos de cartilagem ou os fibroblastos dérmicos têm sido examinados para a engenharia do disco da ATM. A desvantagem da cartilagem autóloga é a sua disponibilidade limitada devido à escassez e morbilidade do local do dador. Estes factores aumentaram o interesse pela utilização de células estaminais para a substituição do disco da ATM. O tecido adiposo é uma fonte abundante e dispensável de células estaminais adultas autólogas capazes de se diferenciarem em células de origem mesenquimal, incluindo os fibroblastos e os condrócitos presentes no disco da ATM.

A engenharia de tecidos tem como objetivo a regeneração sustentável de tecidos danificados, utilizando células vivas para produzir novos tecidos com propriedades semelhantes às do tecido original. Isto é conseguido num ambiente estimulador adequado num sistema de cultura tridimensional criado com andaimes biodegradáveis ou através da auto-montagem de células numa abordagem sem andaimes. Idealmente, o disco da ATM submetido a engenharia de tecidos deveria proporcionar um equivalente estrutural e funcional análogo ao disco da ATM nativa. Apenas alguns estudos sobre a engenharia do disco da ATM foram efectuados in vivo.

De acordo com as caraterísticas anatómicas, o porco é sugerido como o modelo mais adequado para estudos do disco da ATM, mas é demasiado dispendioso e trabalhoso para ser manuseado nas experiências primárias. No que diz respeito ao disco da ATM, o modelo de coelho também tem muitas semelhanças com o disco da ATM humana, incluindo a composição bioquímica, a morfologia com perfil parassagital bicôncavo, a organização interna das fibras de colagénio e as fixações do disco da ATM. Além disso, a ATM do coelho apresenta movimentos laterais e anteroposteriores significativos em comparação com outros mamíferos.

O nosso grupo relatou anteriormente o potencial dos discos de PLA não tecido semeados com ASC para a engenharia do disco da ATM in vitro. O objetivo deste estudo foi avaliar novos discos de PLA semeados com ASC como um substituto de engenharia de tecidos do disco da ATM in vivo. A nossa hipótese era a de que o disco de PLA proporcionaria uma base adequada para a formação de tecido fibroso de substituição, e as ASC melhorariam ainda mais a formação de tecido fibrocartilaginoso semelhante ao disco da ATM. O estudo foi realizado com coelhos adultos para um acompanhamento prolongado, de modo a refletir melhor o efeito a longo prazo do implante na população de doentes adultos. Além disso, como as dimensões dos discos de PLA implantados eram iguais, o possível desequilíbrio devido a efeitos bilaterais permaneceu insignificante no ponto de partida. Os lados tratados diferiram apenas nas condições de pré-cultura para os discos ASC que foram comparados no que respeita à regeneração do disco da ATM.

PREPARAÇÃO DO DISCO DE POLILACTIDA [10]: -

O disco de biomaterial concebido para substituir o disco da ATM de coelho era composto por duas camadas: uma camada superior de tapete não tecido de poli(L/D)lactido (P(L/D)LA) 96/4 foi selada do lado inferior com uma folha lisa de P(L/DL)LA 70/30 para manter as células semeadas no interior do disco. O P(L/D)LA 96/4 de grau médico com uma viscosidade intrínseca de 3,5 dl g (Purac Biochem b.v., Gorinchem, Países Baixos) e o P(L/DL)LA 70/30 de grau médico com uma viscosidade intrínseca de 6,1 dl g^{21} (LR 708, Boehringer, Ingelheim, Alemanha) foram utilizados para preparar o tapete não tecido e a folha, respetivamente. O disco de PLA foi preparado de acordo com um protocolo previamente descrito, com as dimensões de 7*5*1,2 cm.

COLHEITA E CULTURA DE CÉLULAS [10]: -

O tecido adiposo subcutâneo foi colhido da zona do pescoço de 10 coelhas adultas (2,5 a 3 anos de idade) da raça Nova Zelândia Branca, sob anestesia. O peso médio dos coelhos era de 3,7 kg. O isolamento das ASC foi efectuado de acordo com o protocolo previamente descrito. As ASC foram expandidas em meio de controlo contendo meio de Eagle modificado de Dulbecco (Sigma- Aldrich Chemie GmbH, Steinheim, Alemanha); 10% de soro fetal bovino (FBS; Gibco, Invitrogen Life Technologies, Paisley, Reino Unido); 1 por cento de antibiótico/ antimicótico (100 U ml de penicilina, 100 mg ml de estreptomicina e 250 ng ml de anfotericina B; Gibco, Invitrogen); e 1 por cento de Lglutamina (Gibco, Invitrogen) durante duas semanas. Após a expansão, as ASC foram semeadas como uma suspensão numa concentração de 10^5 células num volume de 40 ml nos discos de PLA. Permitiu-se que as ASC aderissem às fibras do disco de PLA durante 3 h numa incubadora de células em atmosfera humidificada a 378°C em 5 por cento de CO_2 antes da adição de meios. Metade dos discos de ASC foram mantidos em meio de controlo e a outra metade em meio condrogénico composto por DMEM/F12 suplementado com 1% de FBS, 1% de antibiótico/antimicótico, 1% de L-glutamina, 6,25 mg ml de insulina (Sigma, St Louis, MO), 50 nM de ácido ascórbico (Sigma) e 10 ng ml de fator de crescimento transformador (TGF)-b1 (Sigma). O meio condrogénico foi suplementado com TGF-b1 na primeira troca de meio após 24 horas de cultura. O meio foi mudado duas vezes durante uma semana de cultura antes da operação de discectomia. Os ASCs na passagem 5 foram utilizados para implantação. Havia duas amostras paralelas dos discos de ASC representando cada um dos coelhos em ambos os meios de cultura. Uma das amostras foi retirada para implantação e a outra foi utilizada para qRT-PCR para medir a expressão genética no momento da implantação.

IMPLANTAÇÃO E EXCISÃO DE DISCOS DE CÉLULAS ESTAMINAIS ADIPOSAS [10]: -

Todos os 10 animais testados foram submetidos a discectomia bilateral do disco da ATM sem jejum pré-operatório. Antes da cirurgia, foi administrada uma injeção subcutânea de 60 000 UI kg de benzilpenicilina procaína/benzatina-penicilina (Duplocillin LA, Intervet International, Países Baixos) como profilaxia da infeção. A operação foi efectuada sob anestesia geral com 0,5 mg kg de medetomida (Domitor 1,0 mg ml, Orion Inc., Espoo, Finlândia) e 25 mg kg de cloridrato de cetamina (Ketalar 50 mg ml, Pfizer Inc., Espoo, Finlândia), que foram administrados por via subcutânea (s.c.). Além disso, foram injectados 50 ml de solução salina por via s.c. para evitar a desidratação durante a cirurgia.

O local da operação foi raspado e depois esfregado cuidadosamente com solução de gluconato de clorexidina (Klorhexol 5 mg ml, Leiras Inc., Finlândia). Foi efectuada uma incisão vertical de 2 cm através da pele, cerca de 1 cm distalmente ao canto lateral do olho. Os tecidos moles foram dissecados até à superfície óssea e as partes superior e lateral do arco zigomático foram expostas. A parte lateral do arco zigomático foi poupada para manter a estrutura anatómica o mais original possível e para fornecer algum apoio lateral ao implante, de modo a reduzir a possibilidade de o implante se deslocar. A cápsula da ATM foi então aberta com um bisturi de forma a expor a cabeça do côndilo. A parte fibrosa do disco da ATM foi removida em ambas as articulações para uma discectomia subtotal (90%). Os discos ASC foram inseridos no espaço articular em frente ao côndilo. As fotografias do protocolo cirúrgico são mostradas na figura.

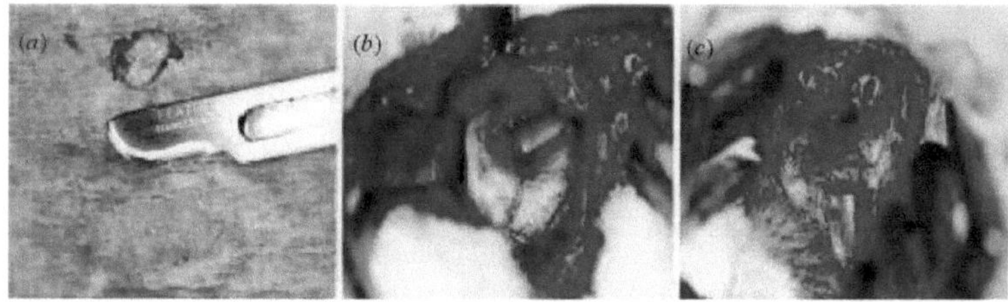

(a) O disco da ATM excisado ao lado do implante do disco ASC. (b) Arco zigomático e côndilo expostos após a remoção do disco da ATM e o disco ASC na sua posição entre o côndilo e o arco zigomático após o implante.

As articulações da ATM direita e esquerda foram operadas com o disco ASC de controlo e diferenciado, respetivamente. O procedimento cirúrgico foi exatamente o mesmo, de modo a eliminar o efeito de diferentes técnicas de operação nos resultados. Cada animal foi tratado com ASCs autólogos. O disco de ASC foi fixado com uma sutura de colchão (Monocryl 5/0, Johnson & Johnson Int., Bélgica) ao redor do arco zigomático, e foi verificado o livre movimento da mandíbula inferior. Como o tamanho da ATM é muito limitado, não foi possível estabilizar o implante suturando-o à periferia da cápsula articular ou utilizar uma fixação na área medial do espaço articular. A cápsula articular e a incisão de acesso foram então fechadas em camadas com suturas múltiplas (5/0 Vicryl rapid, Johnson & Johnson Int.). Os 10 animais testados foram divididos em dois grupos de teste de cinco animais cada, para períodos de seguimento de seis e 12 meses.

Para a analgesia pós-operatória foi utilizada buprenorfina, 0,03 mg kg (Temgesic 0,3 mg ml, Schering-Plough Europe, Bruxelas, Bélgica) s.c. A medicação analgésica foi administrada de 12 em 12 horas durante 2 dias no pós-operatório. Após a operação, todos os animais testados tiveram livre acesso à sua alimentação habitual: granulados secos, legumes frescos, feno seco e água. Todos os animais foram alojados individualmente em gaiolas individuais. Após os períodos de acompanhamento de seis e 12 meses, os animais foram sacrificados através de uma overdose intravenosa de pentobarbital sódico (Mebunat vet 60 mg ml, Orion Inc., Finlândia). As cabeças dos coelhos foram retiradas e colocadas em etanol a 70 por cento.

DEBATE[10] : -

Existem amplas provas de que a discectomia irá, em muitos casos, melhorar a condição do doente num curto período de seguimento. A abertura da boca aumentará e, consequentemente, a função melhorará e alguns doentes terão menos dor e desconforto. No entanto, o problema subjacente não foi resolvido apenas com a discectomia e o doente ficará com uma degeneração crescente da cabeça do côndilo, crepitação e, com o tempo, uma restrição crescente da função. Por conseguinte, há espaço para melhorias e a engenharia de tecidos tem potencial para uma cura a longo prazo, ao contrário do que acontece apenas com a discectomia. Esta cura pode incluir também um côndilo com engenharia de tecidos. Neste estudo, os investigadores avaliaram uma nova construção composta por ASCs e discos de PLA biodegradável em bicamada como potencial substituto do disco da ATM após discectomia num modelo animal de coelho. Tanto quanto é do seu conhecimento, este é o primeiro estudo in vivo de uma construção da ATM com engenharia de tecidos, constituída por células e suportes de biomateriais.

O grupo de teste de coelhos idosos foi escolhido para refletir melhor os efeitos da substituição dos discos ASC numa população real de doentes. Os animais de laboratório são frequentemente jovens e a regeneração dos tecidos após a cirurgia é, consequentemente, superior à dos animais mais velhos. Além disso, os pontos de acompanhamento de seis e 12 meses foram considerados suficientemente longos para distinguir melhor as reacções realmente relacionadas com o tecido dos discos ASC das que ocorrem normalmente no tecido de cicatrização após a cirurgia. Todos os animais testados recuperaram bem da cirurgia e mantiveram uma boa saúde durante os períodos de acompanhamento de seis e 12 meses.

O disco de PLA e as ASCs aqui utilizadas demonstraram o potencial da engenharia do disco da ATM in vitro. O tapete fibroso não tecido foi concebido para se assemelhar aproximadamente à estrutura da MEC no disco nativo da ATM. O formato fibroso de um suporte foi comprovadamente benéfico no que diz respeito à manutenção do número de células e à formação de ECM em culturas fibrocondrogénicas. Além disso, a pré-cultura de uma semana, tal como aqui utilizada, demonstrou anteriormente ser um período adequado para a adesão e retenção de células pericondriais de coelho nas estruturas porosas de PLA in vitro.

O posicionamento estável dos discos ASC no local de implantação revelou-se um desafio. Todos os discos ASC implantados pareciam estar deslocados do local pretendido nos grupos de estudo de seis e 12 meses. Por conseguinte, a condição na ATM operada assemelhava-se parcialmente à situação observada após a discectomia, que conduzia a alterações na morfologia condilar. Dificuldades semelhantes na ancoragem de qualquer enxerto ou substituto de biomaterial aos tecidos remanescentes (remanescentes de tecido retrodiscal, anexos do músculo pterigóideo lateral ou o polo lateral da cabeça do côndilo) são conhecidas como um desafio técnico na cirurgia da ATM. Neste estudo, procurámos assegurar a fixação do implante à parte zigomática imóvel da ATM e também colocámos a folha lisa inferiormente contra o côndilo para reduzir os efeitos dos movimentos de mastigação que também podem predispor o implante à deslocação.

Neste sistema, as ASCs no tapete não tecido teriam também um contacto direto com a cartilagem hialina zigomática, o que poderia facilitar o crescimento celular e estimular a diferenciação das ASCs. Brown et al. conseguiram fixar o implante de disco da ATM na sua localização, suturando o implante através das suas zonas marginais contra a fossa temporal e a cápsula articular num modelo animal canino. No modelo de coelho, aqui utilizado, poderiam ter sido efectuados pequenos orifícios através do osso zigomático para suturas estabilizadoras adicionais. A estabilidade do disco de PLA também poderia ser melhorada moldando-o numa forma arredondada com suturas integradas ou com uma área periférica reforçada para estas suturas. Com este tipo de sutura, o implante ficaria melhor estabilizado contra a deslocação lateromedial e anterodistal. No entanto, de acordo com os resultados histológicos, as fibras de PLA dos discos ASC deslocados não causaram reacções adversas nos tecidos da ATM. Em vez disso, parece que as fibras de PLA foram capazes de se ligar diretamente ao osso localizado no espaço da ATM. Nesse sentido, como biomaterial, o PLA pode oferecer boa biocompatibilidade para a cirurgia da ATM.

De acordo com os seus resultados, a artrose crónica progressiva foi evidente em todas as articulações operadas. Achados histológicos semelhantes aos deste estudo, incluindo deformação e diminuição da integridade morfológica da cartilagem condilar, foram previamente descritos em ATMs osteoartríticas. O surgimento de corpos calcificados soltos e a erosão do côndilo também foram observados em transplantes de discos da ATM. A hipertrofia considerável dos côndilos era visível em ambos os lados tratados. Foram relatados achados semelhantes de hipertrofia condilar em conjunto com a deformação que ocorre após a deslocação do disco. A deslocação do disco induzida cirurgicamente em coelhos resultou num aumento progressivo do côndilo. Para além disso, à semelhança do estudo do presente estudo, foi relatada uma extensa hiperplasia da cartilagem condilar.

A presença de ASCs pode ter facilitado ainda mais a hipertrofia condilar. O potencial das ASC para a regeneração óssea foi previamente demonstrado clinicamente na reconstrução de um doente com hemimaxilectomia, na reconstrução de grandes dimensões da mandíbula e no tratamento de grandes defeitos cranianos, bem como na cultura de células in vitro. Os resultados in vivo da osteogénese induzida por ASC têm sido contraditórios.

Embora a hipertrofia condilar fosse aparente em ambas as articulações, os achados morfológicos diferiam entre os lados direito e esquerdo. A ATM direita, tratada com o disco ASC de controlo, era mais irregular e microcística do que a ATM esquerda, que era visivelmente mais lisa e esclerótica. As diferenças entre os lados direito e esquerdo aumentaram dos grupos de acompanhamento de seis a 12 meses. Como as dimensões do disco ASC e o procedimento cirúrgico foram os mesmos para todas as amostras, pode-se assumir que possíveis efeitos bilaterais entre os lados da ATM permaneceram insignificantes no ponto de partida. Por conseguinte, as diferenças laterais detectadas foram principalmente causadas por diferentes condições de pré-cultura. Foi igualmente registado um aumento da formação de osso e de cartilagem in vivo após a administração articular local de TGF-b1. Sabe-se que o TGF-b1 promove ou inibe a destruição das articulações in vivo, dependendo do tipo, da fase de diferenciação e do estado de saúde das células alvo, bem como do ambiente.

O TGF-b1 é um fator de diferenciação tradicionalmente utilizado em culturas condrogénicas e é também vantajoso em culturas fibrocondrogénicas de fibrocondrócitos maduros derivados do disco da ATM, bem como de ASC com vista à reconstrução do disco da ATM. Registaram-se algumas diferenças dependentes do dador entre os implantes de discos autólogos de ASC no momento da implantação. As diferenças observadas entre os grupos de tratamento após a pré-cultura permaneceram essencialmente insignificantes. O meio de diferenciação suplementado com TGF-b1 mostrou uma tendência para aumentar a expressão genética na maioria dos casos, mas apenas a expressão do colagénio de tipo II mostrou uma diferença significativa em relação ao grupo de controlo no grupo de 12 meses. Embora o colagénio de tipo II seja o principal tipo na cartilagem hialina, no disco da ATM encontra-se em menor quantidade.

CAPÍTULO 9

9. CÉLULAS ESTAMINAIS EM CIRURGIA CRANIOFACIAL

INTRODUÇÃO [11]:-

À medida que o campo da medicina regenerativa continua a crescer, há necessidade de uma fonte fiável e contínua de células estaminais que possa ser facilmente obtida. As células estaminais mesenquimais podem ser isoladas de várias fontes de tecidos em adultos. Durante muitos anos, as células estaminais derivadas da medula óssea (BMDSCs) têm sido o foco das estratégias de investigação em engenharia de tecidos. No entanto, o interesse atual da investigação centra-se no desenvolvimento de células estaminais derivadas do tecido adiposo (ADSCs), que são isoladas diretamente da excisão de gordura ou da lipoaspiração durante procedimentos cirúrgicos plásticos. As ADSC partilham muitas das propriedades das BMDSC, com um potencial semelhante para se diferenciarem em osso, cartilagem, músculo e tecido adiposo. No entanto, com um isolamento mais fácil e uma maior disponibilidade, as ADSC despertaram um grande interesse clínico e de investigação. Já se registaram vários relatórios clínicos sobre a aplicação bem sucedida de ADSC, incluindo o aumento de tecidos moles, a cicatrização de feridas e a doença de Crohn.

A cirurgia craniofacial é particularmente adequada para a aplicação de ADSC devido à enorme procura de reconstrução de vários tipos de tecidos. Em primeiro lugar, existe uma enorme procura de reconstrução de tecidos moles, incluindo (1) a reconstrução de vazios de tecido facial criados cirurgicamente ou por trauma (2) para restaurar o volume de tecido envelhecido, a fim de corrigir dobras de tecidos moles (3) para aumentar ou criar tecidos moles para melhoria cosmética e, por último, (4) para criar contornos de tecidos moles para doentes com deficiências congénitas de tecidos moles. Em segundo lugar, existe uma forte necessidade clínica de gerar osso para defeitos ósseos craniofaciais devidos a doenças congénitas, traumatismos e defeitos ósseos criados cirurgicamente após ressecções de cancro. A população pediátrica representa uma grande necessidade clínica de osso de engenharia de tecidos, incluindo fenda palatina, síndrome de Down, síndrome de Treacher Collins e síndromes de Apert e Crouzon. Os enxertos ósseos autógenos colhidos do osso ilíaco são considerados a norma de ouro para o tratamento de defeitos ósseos, mas causam uma enorme morbilidade e dor no local do dador e têm uma disponibilidade limitada. Os defeitos da calvária representam um desafio reconstrutivo particular, uma vez que, a partir dos 2 anos de idade, não se regenera por si só. Por último, a cartilagem é frequentemente necessária após traumatismos, condições inflamatórias ou ressecções de cancro da área nasal ou em doentes pediátricos para reconstrução auricular devido a microtia e anotia.

O "padrão de ouro" para tratar estes defeitos envolve atualmente a utilização de material autólogo sob a forma de transferência de tecidos moles, enxerto de osso ou cartilagem e retalhos livres complicados e anastomose microvascular. Estas técnicas criam defeitos de dadores secundários com riscos e complicações associados e são limitadas na sua disponibilidade. Estão disponíveis vários materiais aloplásticos para substituir o tecido autólogo, incluindo silicone, medpor e titânio, mas todos apresentaram falhas mecânicas, extrusão, infeção e capacidade limitada de recriar a forma anterior. Foi sugerido que as estratégias com ADSC podem ultrapassar a morbilidade necessária no local do dador, a disponibilidade limitada e a falha dos enxertos autólogos e a extrusão e infeção dos enxertos aloplásticos. Na Fig. 1 são apresentadas várias técnicas de utilização de ADSC em aplicações clínicas.

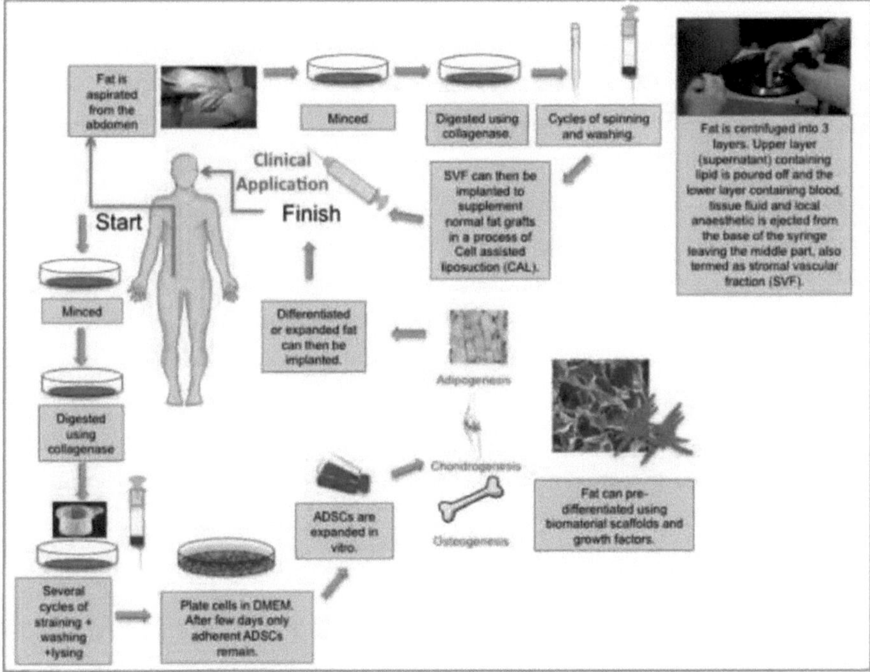

Fig. 1 Desenho esquemático que ilustra a forma como as células estaminais adiposas podem ser praticadas antes da utilização clínica. Por fim, as ADSCs podem ser inseridas em biomateriais utilizados na cirurgia craniofacial. As células estaminais derivadas do tecido adiposo (ADSCs) podem, com ou sem factores de crescimento, ser exploradas para aumentar a sua capacidade de suplementar enxertos de gordura para melhorar a adipogénese, num processo designado por "adiação celular" para determinadas linhagens celulares. ADSCs; células estaminais derivadas do tecido adiposo.

O que são as células estaminais adiposas [11]: -

O tecido adiposo é um dos maiores tecidos do corpo, actuando como um importante reservatório energético e endócrino. O tecido adiposo é composto principalmente por adipócitos (células adiposas), que representam mais de 90 % do volume do tecido, estando dispostos em lóbulos. O tecido adiposo é um tecido muito vascularizado, com todos os adipócitos em contacto com os capilares circundantes. Para além dos adipócitos, o tecido adiposo é constituído por pericitos, fibroblastos, macrófagos, células endoteliais vasculares e uma matriz extracelular.

As ADSC foram identificadas pela primeira vez em 2001 por Zuck et al. como uma população de células fibroblásticas capazes de se diferenciar em células adipogénicas, condrogénicas, miogénicas e osteogénicas na presença de factores de indução específicos. Desde essa altura, muitos grupos tentaram otimizar o isolamento e a expansão das ADSC. As ADSC são normalmente extraídas do tecido adiposo através de um procedimento sensato em várias etapas. O tecido adiposo é inicialmente obtido através de lipoaspiração, a partir de uma variedade de locais, incluindo a parte superior do braço, a coxa medial, o trocânter e os depósitos abdominais profundos e superficiais. A técnica de isolamento de ADSC mais comummente utilizada é a descrita por Coleman. O processamento do lipoaspirado através do método de Coleman envolve a centrifugação do lipoaspirado a 3.000 rpm durante 3 minutos em seringas de 10 ml. A gordura colhida processada é então separada em três camadas. A camada superior (supranatante), que contém lípidos, é vertida e a camada inferior, que contém sangue, fluido tecidular e anestésico local, é ejectada da base da seringa, deixando a parte intermédia, que contém células estromais, células endoteliais vasculares e células murais, denominada fração vascular estromal (FVS). Para isolar as ADSC do tecido adiposo, é comum digerir o tecido adiposo utilizando colagenase após picar e cortar o tecido. Após neutralização com meio Eagle modificado por Dulbecco (DMEM) contendo soro bovino fetal (FBS) e centrifugação, forma-se um pellet rico em ADSC. Este é então cultivado e expandido em meios de cultura. Após um período de vários dias ou horas, as células não aderentes são então removidas, sendo as restantes células ADSC (Fig.1).

Property	Study	Mechanism	Outcome
Enhance angiogenesis	Mouse ADSCs to mouse hind limb	Production of Cytokines (SDF-1, VEGF)	At 3 weeks, ADSC group had greater perfusion index and a higher capillary density compared to controls.
	Mouse SVF to mouse hind limb	EC and SMC differentiation	SVFs significantly increased vascular collateral development and capillary density of ischemic muscle.
	Mouse ADSC to mouse hind limb	Production of Cytokines (VEGF, HGF)	At 4 weeks after transplantation of ADSCs into the ischemic mouse hindlimb, the angiogenic scores were improved in the ADSC-treated group.
	Human SVF to mouse hind limb	EC differentiation	Cultured human SVF cells differentiate into endothelial cells, incorporate into vessels, and promote both post-ischemic neovascularisation in nude mice.
	ADSCS to hindlimb of nude mice with FGF-2	Production of Cytokine (FGF-2, VEGF and HGF)	ADSCs stimulated tube formation in an in vitro tube formation assay.
Enhance wound healing	Rat diabetic skin graft model	Increase of capillary density, collagen intensity, VEGF, and TGF-β3 expression	The gross and histological results showed increased survival, angiogenesis, and epithelialisation in ADSCs seeded full thickness skin grafts.
	Rat cutaneous skin wound	Production of cytokines (epidermal growth factor and vascular endothelial growth factor)	ADSCs enhanced the cell proliferation and neovascularisation of the regenerated skin.
	Rat ulcer model	Promote new blood vessel formation	The wound size after ADSCs treatment for 3 weeks was significantly smaller compared to control ($p<0.01$).
	Murine full thickness wound defect	Down-modulate TNF-α-dependent inflammation, increase anti-inflammatory macrophage numbers, and induce TGF-β1-dependent angiogenesis, myofibroblast differentiation and granulation tissue formation	ADSCs delivered to murine wounds accelerated wound healing.
	Full thickness rat wound defect	Enhanced total vessel formation after 3 weeks.	The ADSCs group showed smaller injury areas at all time points except day 21 and enhanced wound healing compared to the single layer ADSCs sheet at day 7, 10 and 14.
Anti-inflammatory actions	Mouse with SLE	Increasing levels of anti-inflammatory cytokines	ADSCs group showed higher survival rate with improvement of histologic and serologic abnormalities, immunologic function and decreased incidence of proteinuria.
	Murine model of arthritis	Decreased inflammatory cytokines and autoimmune TH1 cells	Thickening of the synovial lining, formation of enthesophytes associated with medial collateral ligaments and cruciate ligaments were significantly inhibited on day 42 after ADSC treatment, by 31 %, 89 %, and 44 %, respectively.
Suppression of alloreactive T cells	Co-culture of canine ADSCs with leukocyte	Paracrine cytokine production of TGF- β, HGF, prostaglandin E2 (PGE2), and indoleamine-2, 3-dioxygenase (IDO)	Leukocyte proliferation induced by mitogens was suppressed when co-cultured with irradiated ADSCs.
	Co-culture of human ADSCs and dendritic and T lymphocytes	Paracrine secretion of PGE2	ADSCs inhibited the maturation of myeloid dentritic cells and plasmocytoid-dentritic cells.
	Mouse ADSCs prevented graft versus host disease in mice transplanted with haploid identical hematopoietic grafts	1. Inhibit the production of inflammatory cytokines (TNF-α, IFN- γ, and IL-12) of T cells so not to induce proliferation of allogeneic T cells 2. Suppress the proliferation of T cells induced either by mitogens or allogeneic cells	Infusion of ADSCs in mice transplanted with haploidentical haematopoietic grafts controlled the lethal GVHD that occurred in control recipient mice.

Propriedades úteis das células estaminais adiposas [11]:-

O tecido adiposo humano oferece várias vantagens como fonte de células estaminais (Tabela 1). Com a obesidade generalizada nas populações actuais, a maioria dos adultos possui tecido adiposo em abundância. Além disso, a técnica descrita na Fig. 1 para a colheita de tecido adiposo é relativamente menos dolorosa em comparação com a aspiração de medula óssea, com menor morbilidade no local do dador e uma frequência 10-100 vezes superior de células estromais por unidade de volume. As ADSC são opções atractivas para a regeneração de tecidos devido às suas propriedades angiogénicas, de cicatrização de feridas e imunoduladoras.

Evidências actuais que apoiam a utilização de ADSCs na cirurgia craniofacial [11]:-

As ADSC são uma fonte de células estaminais interessante para os cirurgiões craniofaciais, devido à sua capacidade de facilitar a angiogénese, limitar a apoptose, proporcionar uma função imunoduladora e uma capacidade de diferenciação múltipla. Os ensaios pré-clínicos e clínicos já estão a explorar o potencial das ADSC para a cirurgia reconstrutiva. Na cirurgia craniofacial, são necessários tecidos ósseos, cartilagíneos e adiposos para várias aplicações reconstrutivas.

Utilização de ADSCs para gerar osso [11]:-

As ADSCs podem sofrer diferenciação osteogénica in vitro através da exposição a uma combinação de ascorbato, β-glicerofosfato, várias proteínas morfogenéticas ósseas (BMPs), dexametasona e/ou vitamina D3, confirmando a formação óssea através da coloração com Alizarin Red ou Von Kossa, normalmente durante um período de duas semanas. Vários estudos demonstraram que as ADSCs expressam múltiplos marcadores de osteogénese nestas condições, incluindo cbfa-1, fosfatase alcalina, osteopontina, osteocalcina e colagénio I.

A reparação de grandes defeitos ósseos é um desafio comum para os cirurgiões de reconstrução craniofacial. O padrão de ouro atual da restauração atual é a utilização de osso autólogo para reconstruir defeitos craniofaciais, que é frequentemente insuficiente em quantidade e causa uma enorme morbilidade no local doador. Apesar de os materiais aloplásticos e os implantes protéticos, incluindo metal e plástico, tentarem atuar como alternativas, não são alcançados resultados clínicos óptimos para a restauração craniana. No entanto, através da administração de células osteogénicas induzidas ou de células capazes de osteogénese, como as ADSC, é possível obter formação óssea para defeitos ósseos cranianos. Vários estudos pré-clínicos utilizaram ADSCs para a engenharia óssea com o objetivo de reparar defeitos cranianos, tendo sido também relatados alguns casos clínicos.

Os defeitos calvários são o modelo mais frequentemente utilizado para testar as células estaminais na engenharia de tecidos. Vários estudos em animais roedores ilustraram a capacidade das ADSCs para formar osso e curar defeitos calvários. As ADSC humanas isoladas do tecido adiposo de 3 pacientes foram colhidas do tecido abdominal descartado durante a cirurgia reconstrutiva da mama. As ADSCs foram então semeadas em suportes de ácido glicólico poliláctico, atelocolagénio e hidroxiapatite para apoiar a osteogénese em calvárias de ratos nus atímicos. A análise da densitometria mineral óssea revelou um aumento de 2 a 3 vezes da densidade mineral nos suportes semeados com ADSC e curou os defeitos da calvária dos ratos. Pensa-se que as ADSCs induzidas osteogenicamente proporcionam uma melhor formação óssea do que as ADCSs não estimuladas. Di bella et al. salientaram que as ADSC induzidas osteogenicamente podem promover uma maior formação óssea do que as ADSC não estimuladas num modelo de coelho. As ADSCs induzidas osteogenicamente semeadas em suportes de poli (ácido lático) (PLA) tratados com fibronectina formaram significativamente mais osso do que os suportes de PLA sem fibronectina e os suportes com ADSCs indiferenciadas ($p<0,0005$) ao longo de 6 semanas. As funções imunomoduladoras das ADSCs alogénicas foram utilizadas na cicatrização de um defeito craniano de tamanho crítico sem a necessidade de terapia imunossupressora num suporte de coral.

Poucos estudos demonstraram que a combinação de factores de crescimento e ADSCs pode apoiar a cicatrização de defeitos ósseos da calvária. As lascas de osso de xenoenxerto, cobertas com periósteo acelular com ADSC e células estaminais progenitoras e fator de crescimento endotelial vascular e/ou proteína 2 de morfogenética do carbono (BMP-2), mostraram confirmação histológica da cicatrização óssea em defeitos ósseos críticos da calvária de ratos. Lin et al. demonstraram que as ADSCs transfectadas com BMP-2 e carregadas em alginato apresentavam uma cicatrização completa dos defeitos cranianos da calvária de ratos com 16 semanas, mas apenas uma reparação parcial no caso do suporte isolado e das ADSCs não transfectadas. Lin et al. demonstraram que a diferenciação osteogénica por adenovírus BMP-4 de BMDSCs e ADSCs era capaz de curar defeitos na calvária de coelhos.

A utilização de ADSCs em defeitos do pavimento orbital não foi ainda explorada de forma exaustiva. Um único relatório também ilustrou o sucesso das ADSCs na reconstrução orbitozigomática. Um rapaz de 14 anos com Síndrome de Treacher Collins foi tratado com osso artificial feito de uma combinação de aloenxerto ósseo humano, ADSCs, BMP-2 e enxerto periosteal para tratar os seus defeitos orbitozigomáticos bilaterais. De igual modo, foi registado um único caso de utilização de ADSCs para reconstrução maxilar.

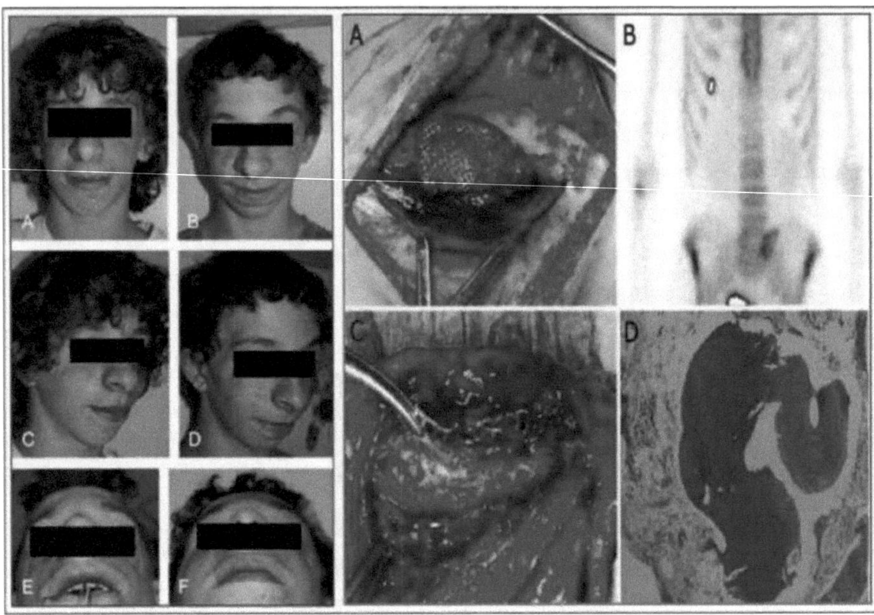

Fig. 2 Esquerda: Rapaz de 14 anos com Síndrome de Treacher Collins tratado com aloenxerto ósseo humano, células estaminais derivadas do tecido adiposo (ADSCs), proteína morfogenética óssea-2 (BMP-2) e um enxerto periosteal para tratar os seus defeitos orbitozigomáticos bilaterais. A, C, E Vistas pré-operatórias. B, D, F Vistas pós-operatórias.

À direita: Reconstrução da maxila após hemimaxilectomia utilizando ADSCs semeadas numa gaiola de titânio com beta-tricálcio fosfato (bTCP). (A) A gaiola de titânio preenchida com bTCP e ADSCs, antes de ser inserida na bolsa do músculo rectus abdominis. (B) Foi realizada uma cintigrafia esquelética do músculo reto abdominal que confirmou a atividade óssea. (C) Quando o retalho livre do músculo rectus abdominis foi levantado e a bolsa muscular e a gaiola de titânio foram abertas, confirmou-se clinicamente que o osso de engenharia de tecidos era rígido. Após a desconexão dos vasos, os retalhos foram colocados no defeito maxilar. (D) Uma secção histológica do osso de engenharia de tecidos mostrou estruturas ósseas maduras normais.

Utilização de ADSCs para gerar cartilagem [11]:-

Os defeitos da cartilagem craniana envolvem a cartilagem auricular e nasal causados por deformidades congénitas, ressecções de cancro, condições inflamatórias e traumatismos. A cartilagem adulta é avascular, com uma capacidade limitada de auto-restauração devido ao facto de a matriz ter uma renovação lenta e um fornecimento muito reduzido de células progenitoras. Por conseguinte, a restauração atual dos defeitos da cartilagem envolve a obtenção de cartilagem autóloga a partir da cartilagem costal, auricular ou nasal. No entanto, o fornecimento limitado de cartilagem, a consequente morbilidade da zona doadora e o facto de não poder ser facilmente moldada na forma desejada são razões que levam os investigadores a tentar encontrar estratégias alternativas para criar tecido cartilagíneo. Desde o trabalho de Cao et al. em 1997, que criaram cartilagem utilizando condrócitos na forma de uma orelha num modelo de ratinho nu, muitos investigadores tentaram desenvolver construções de cartilagem utilizando princípios de engenharia de tecidos. Para além de encontrar os suportes adequados para suportar a condrogénese, é necessário encontrar a fonte de células que permita a formação de cartilagem.

A expressão de marcadores condrogénicos pode ser induzida em ADSCs in vitro após exposição a uma combinação de dexametasona, fator de crescimento transformador (TGF ʙ-1/ʙ-3) e ascorbato, confirmada por coloração positiva com azul de aliciano durante um período de três semanas. Vários estudos destacaram que a cultura tridimensional (3D) aumentou a diferenciação condrogénica das ADSCs em comparação com a cultura bidimensional (2D). O método mais simples para o conseguir é a cultura utilizando um pellet de micro-massa. Em alternativa, as ADSC podem ser semeadas num suporte de biomaterial cultivado em condições de cultura condrogénica. Yoon et al. demonstraram que as ADSCs apresentavam maior proliferação e diferenciação em suportes de hidroxiapatite 3D em comparação com a cultura em micro massa.

Foram investigados vários cocktails de meios de cultura para induzir a condrogénese de ADSCs e BMDSCs, devido à dificuldade de obter uma diferenciação fiável. Para além dos meios de cultura, vários biomateriais demonstraram com êxito apoiar a diferenciação das ASDSCs em cartilagem. Os biomateriais naturais que apoiam a condrogénese incluem o alginato e a fibrina. As ADSCs autólogas foram isoladas e induzidas com meio de crescimento e colocadas num suporte de cola de fibrina e em defeitos condrais de 3 x 4 mm de espessura total em coelhos com controlos negativos. Doze de 12 (100%) defeitos da superfície articular que continham construções de células estaminais de engenharia de tecidos cicatrizaram com cartilagem semelhante à hialina, contra 1 de 12 (8%) no grupo de controlo ($p < 0{,}001$). Do mesmo modo, os discos de alginato semeados com ADSCs apoiaram a formação de uma matriz semelhante à cartilagem às 12 semanas em ratinhos nus, com aumento da expressão de colagénio III, VI e sulfato de condroitina.

Foram utilizados vários suportes sintéticos para a diferenciação condrogénica das ADSC. Cui et al. verificaram que os suportes de PGA suportavam a condrogénese de ADSCs para reparar defeitos de cartilagem articular de espessura total (8 mm de diâmetro, profundos até ao osso subcondral) na tróclea do fémur aos 3 meses. Verificou-se também que os suportes de poli-lactido-co-glicolido (PLGA) suportam a diferenciação de ADSCs durante 3 semanas in vitro em meios suplementados com TGF-ei.

Poucos estudos compararam as ADSC diferenciadas e indiferenciadas quanto ao seu potencial condrogénico. Os defeitos osteocondrais de coelhos foram tratados com ADSCs pré-diferenciadas e indiferenciadas em hidrogéis de gelatina. As ADSCs pré-diferenciadas apresentaram o nível mais elevado de formação de cartilagem por exame histológico. As ADSCs pré-diferenciadas foram ainda comparadas com as ADSCs indiferenciadas após terem sido implantadas em ratinhos nus em suportes de poli(3-hidroxibutrato-co-3-hidroxivalerato) (PHBV) durante 16 semanas. Verificou-se que as ADSC diferenciadas apresentavam uma coloração histoquímica específica dos condrócitos mais forte e módulos de compressão mais fortes. Os géis de alginato também suportaram a formação de cartilagem quando as ADSCs foram pré-diferenciadas quando implantadas subcutaneamente em ratinhos nus após 20 semanas, mas não se verificou a formação de tecido semelhante a cartilagem utilizando ADSCs indiferenciadas.

Apesar da extensa investigação sobre o potencial condrogénico das ADSC, apenas um estudo in vivo confirmou a aplicação promissora das ADSC em aplicações craniofaciais. Bahrini et al. demonstraram recentemente que as ADSC podem ser um novo candidato para a reparação de lesões da cartilagem auricular in vivo. As ADSC do tecido adiposo de coelho foram injectadas na porção média de um defeito da cartilagem do pavilhão auricular criado cirurgicamente. Após 6 meses, placas cartilagíneas maduras preencheram completamente o defeito na cartilagem nativa.

É evidente que o ambiente bioquímico, incluindo os factores de crescimento, as hormonas e as condições específicas de cultura de células em laboratório necessárias para a diferenciação condrogénica das ADSC, ainda está a ser determinado. Por conseguinte, é necessária uma maior exploração da otimização das condições de cultura de condrócitos antes da realização de uma grande quantidade de estudos em animais ou de estudos clínicos.

Utilização de ADSCs para gerar tecido adiposo [11]:-

Os defeitos dos tecidos moles variam de uma pequena a grande perda de tecido subcutâneo na face devido a condições congénitas, traumáticas ou inflamatórias. Neuber et al. foram os primeiros a publicar o uso do transplante de gordura autóloga em 1893 para o tratamento de cicatrizes faciais. Apesar de o tecido adiposo ser um método rápido, seguro e fiável para restaurar o volume e utilizado há mais de 100 anos, pouco tem sido feito para melhorar o desempenho clínico dos enxertos de gordura. Os enxertos de gordura autóloga estão associados a muitas dificuldades, incluindo a morbilidade da zona dadora, a viabilidade incerta e o comportamento da gordura enxertada e uma baixa taxa de sobrevivência do enxerto. Também foi demonstrado que a perda de tecido é substituída pela conversão do enxerto em tecido fibroso e, por vezes, inclui a formação de quistos. Recentemente, pensou-se que as ADSCs poderiam ultrapassar estas limitações devido ao seu potencial significativo de angiogénese e adipogénese. Quando a gordura é enxertada no local, verificou-se que ocorre uma série de reacções. A hemorragia no tecido recetor ativa as plaquetas, provocando a libertação do fator de crescimento derivado das plaquetas (PDGF), do fator de crescimento epidérmico (EGF) e do TGF-B. A gordura enxertada está sujeita a uma isquemia grave até se formar um fornecimento vascular direto, causando a morte dos adipócitos e das células endoteliais vasculares, mas não das células estaminais/progenitoras derivadas do tecido adiposo. As células moribundas, bem como a rutura da matriz extracelular (ECM), provocam a libertação de factores solúveis. Como as ADSCs/células progenitoras não morrem, são capazes de responder a estes factores para libertar factores parácrinos ou simular a mobilização de células progenitoras endoteliais (EPCs) da medula óssea ou de células progenitoras residentes para estimular a angiogénese e a adipogénese. No entanto, é necessária mais investigação para confirmar a ação das ADSCs no tecido adiposo enxertado para promover a angiogénese e a adipogénese, uma vez que ainda não é clara e não está totalmente compreendida ou documentada.

Na última década, vários estudos exploraram a adição de células estaminais a enxertos de gordura. Zhu et al. demonstraram ainda que, ao fim de 6 e 9 meses, os enxertos de gordura enriquecidos com ADSC não só aumentavam a longevidade 2 vezes em comparação com os enxertos sem adiposa, como também aumentavam a expressão de vários factores de crescimento, incluindo o fator de crescimento endotelial vascular-A (VEGFA) e o fator de crescimento da insulina-1 (IGF-1), promovendo a angiogénese e a diferenciação dos adipócitos e prevenindo a apoptose. Moseley et al. demonstraram que a gordura suplementada com ADSCs pode melhorar a longevidade e o volume dos enxertos.

Além disso, as ADSC também têm sido utilizadas para melhorar os enxertos, utilizando a FVS para aumentar a sobrevivência dos tecidos moles, num processo denominado Lipotransferência Assistida por Células (CAL). O processo começa com a extração do tecido adiposo utilizando a máquina convencional. O aspirado é então dividido em duas porções. Metade do aspirado é lavado extensivamente com solução salina fosfatada estéril (PBS) para remover detritos e glóbulos vermelhos contaminantes e, em seguida, tratado com 0,075% de colagenase durante 30 minutos à temperatura ambiente. O infranatante é centrifugado durante 5 minutos a 1.200 g após ter sido inactivado com FBS. O pellet celular é então ressuspendido em 10 % de FBS e passado através de um filtro de malha de 100 pm para remover os detritos. A primeira porção é também centrifugada a 1.200 g durante 5 minutos e depois misturada com o aspirado rico em células estaminais adiposas durante 15 minutos antes de ser transplantada. Estudos pré-clínicos ilustraram os benefícios da CAL. A gordura aspirada foi transplantada.

Subcutaneamente em ratinhos com imunodeficiência combinada grave com CAL e sem CAL. A gordura da CAL sobreviveu melhor (35% maior, em média) do que a gordura não-CAL, e a microvasculatura foi detectada de forma mais proeminente na gordura da CAL. O estudo também confirmou que algumas das ADSCs se diferenciaram em células endoteliais vasculares, sendo imunopositivas para o fator Von Willebrand, o que poderá ter contribuído para a neoangiogénese na fase aguda do transplante. Da mesma forma, Lu et al. referiram que os enxertos de gordura implantados no tecido subcutâneo de 18 ratinhos nus suplementados com ADSCs transduzidas com o fator de crescimento endotelial vascular (VEGF) tiveram uma melhor sobrevivência do que os enxertos de gordura sem ADSCs ao longo de 6 meses (74,1±12,6% e 60,1±17,6%, respetivamente).

Diversos estudos demonstraram que as ADSC podem ser transportadas para um local específico através de suportes. As ADSC são capazes de se fixar em suportes sintéticos e naturais e podem sofrer proliferação, diferenciação e angiogénese. Venugopai et al. demonstraram que as ADSC cultivadas em fosfato de cálcio bifásico permitiram a formação de gordura quando implantadas no músculo dorsal do rato após 3 semanas. Os enxertos de adipócitos de PLGA demonstraram manter um fenótipo após 56 dias, tendo a microscopia confocal positiva mostrado uma coloração lipídica neutra LipidTOX Deep Red associada. As estruturas de PLGA foram ainda encapsuladas em cápsulas de hidrogel de alginato/quitosano e apresentaram tecido subcutâneo ao longo de 28 dias.

Poucos estudos clínicos ilustraram a aplicação clínica de ADSCs para uso clínico na regeneração do tecido adiposo facial. Yoshimura et al., em 2008, foram os primeiros a ilustrar a eficácia da CAL para o aumento facial, em doentes com lipoatrofia facial. Lee et al., em 2012, descobriram que a CAL em 9 pacientes com aumento facial proporcionou melhor satisfação e evidência fotográfica de aumento de volume do que aqueles sem células SVF. A hemiatrofia facial progressiva, também conhecida como Síndrome de Parry Romberg, é uma perda gradual do tecido subcutâneo de um lado da face que cria assimetria craniofacial. Um único doente foi submetido a CAL após um historial de 5 anos de hemiatrofia facial direita. No seguimento de 12 meses, verificou-se uma melhoria do volume e da simetria da região frontotemporal, da proeminência malar e da bochecha.

Perspectivas para as células estaminais adiposas na cirurgia craniofacial [11]:-

Os relatórios da literatura sobre ADSCs para aplicação de factores cranianos aumentaram rapidamente nos últimos 5 anos. Embora os pormenores pré-clínicos sejam encorajadores, os dados clínicos de nível 4 e 5, em grande parte, com falta de poder, são insignificantes para afetar a prática clínica personalizada. Existem obstáculos consideráveis que ainda não foram ultrapassados para que as ADSCs possam ser utilizadas em larga escala na cirurgia craniofacial.

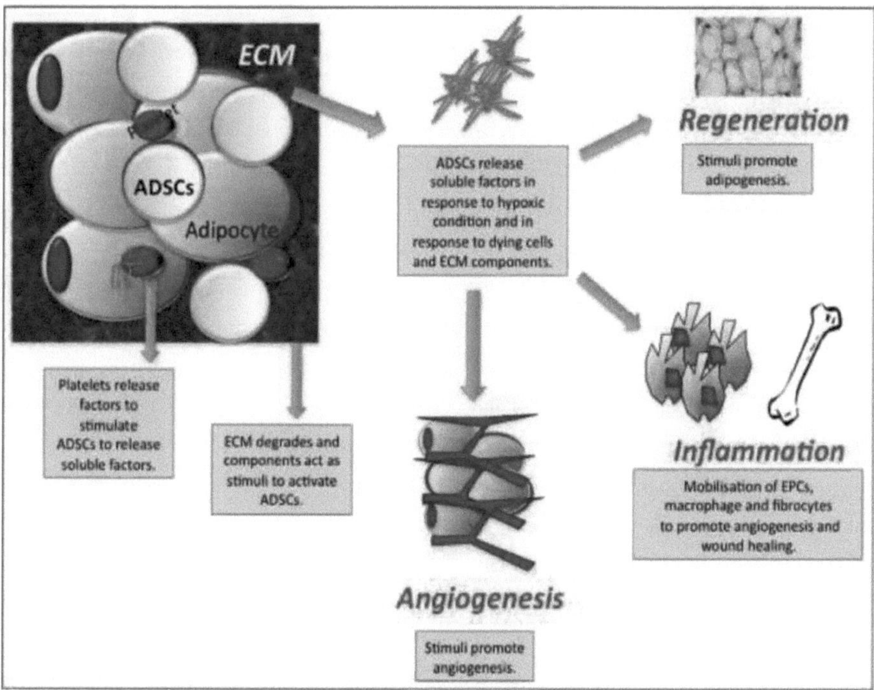

Fig. 3 Proposta de ação das células estaminais derivadas do tecido adiposo (ADSC) no aumento da sobrevivência dos enxertos de gordura. Os factores libertados pela matriz extracelular e pelas plaquetas estimulam as ADSCs a segregar factores angiogénicos, que estimulam a angiogénese, a adipogénese e a cicatrização de feridas; Matriz extracelular, ADSCs: Células estaminais derivadas do tecido adiposo, EPCs; Células progenitoras endoteliais.

Há muitas questões por responder que limitam a tradução clínica das ADSCs para aplicações craniofaciais relacionadas com o isolamento e o processamento das ADSCs. Em primeiro lugar, é necessário determinar se a formação óptima de tecido é produzida utilizando ADSCs cultivadas ou não cultivadas. A descoberta de marcadores específicos para as ADSC é também vital, uma vez que tal permitirá uma purificação rápida das ADSC, o que poderá permitir a sua utilização imediata sem cultura de células. Atualmente, a aplicação de ADSC continua a ser dispendiosa e morosa. São também necessários protocolos fiáveis, rápidos e eficientes para a expansão e diferenciação das ADSC em osso, cartilagem e tecido adiposo antes de se poderem realizar grandes ensaios clínicos. A normalização dos protocolos de colheita, processamento e diferenciação também permitiria que os estudos clínicos pudessem comparar eficazmente os dados clínicos. O número de células que têm de ser colhidas para uma implantação eficaz não é claro na literatura quando se utiliza a aplicação direta de ADSCS como na lipotransferência assistida por células.

A capacidade das ADSC para curar defeitos cranianos tem sido investigada com maior profundidade na literatura até à data, tanto em estudos pré-clínicos como clínicos. Vários estudos in vivo em animais demonstraram que as ADSCs podem curar defeitos ósseos na calvária e na mandíbula, com poucos estudos clínicos de apoio. No entanto, ainda não é claro se os suportes e os factores de crescimento são necessários para uma osteogénese óptima durante um longo período de tempo. Além disso, o material de suporte específico para apoiar o crescimento ósseo é desconhecido e a importância do fator de crescimento suplementar, em particular as BMPs, precisa de ser explorada. Poucos estudos ilustraram a capacidade de formação de cartilagem in vivo utilizando ADSCs em defeitos cranianos. Um estudo mais aprofundado dos protocolos de diferenciação das ADSC em cartilagem, da biocompatibilidade do suporte e da sua adequação permitirá desenvolver o potencial das ADSC para curar defeitos condrogénicos cranianos. A capacidade das ADSC para curar defeitos cranianos adiposos tem atraído um interesse considerável em termos de investigação. Estudos clínicos ilustraram o potencial das ADSC para melhorar a perda de gordura devida à hemiatrofia facial, à doença de Parry Romberg e a defeitos faciais naturais de partes moles. No entanto, devido ao número reduzido de ADSC, à variabilidade da dose de ADSC utilizada e do processamento das ADSCS e à variabilidade das populações de doentes nestes estudos, são necessários mais estudos in vitro e em animais para alargar as aplicações clínicas das ADSC. Uma maior compreensão dos mecanismos das ADSCs para promover a angiogénese e a angiogénese permitirá aos investigadores controlar a quantidade de formação de tecidos moles. Os factores parácrinos, os estímulos migratórios e o potencial de diferenciação das ADSCs para aumentar a angiogénese e a formação de tecidos moles têm de ser analisados com maior profundidade.

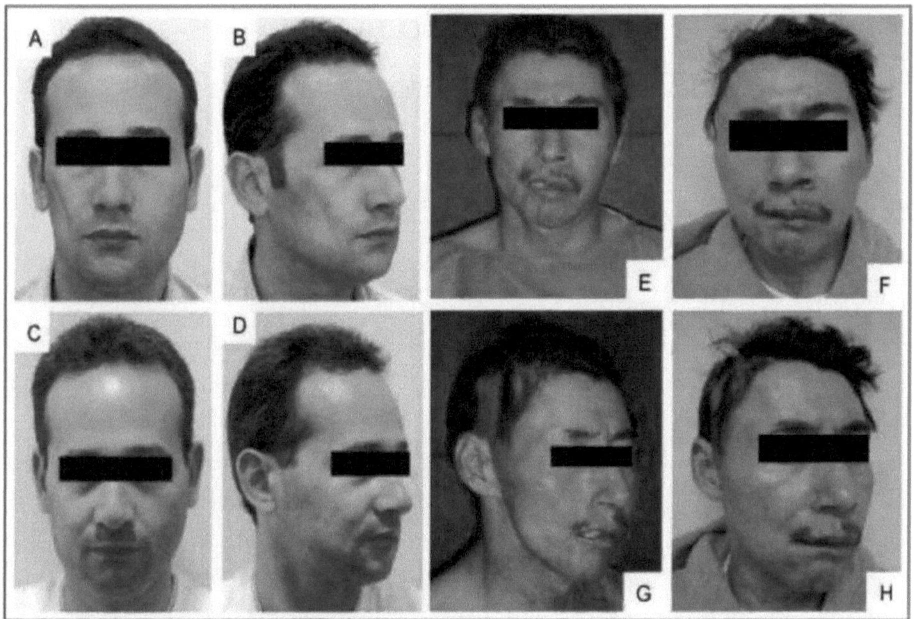

Fig.4 Esquerda: Vistas clínicas da lipoaspiração assistida por células (CAL) para lipoatrofia de grau 4. (A, B) Vistas pré-operatórias do doente diagnosticado com síndroma de Parry-Romberg (PRS). (C, D) A CAL (110 ml) foi efectuada para corrigir o defeito facial, que melhorou e o contorno facial foi mantido no seguimento de 13 meses. A bochecha é macia e de aparência natural, sem cicatrizes visíveis.

Certo: Paciente do sexo masculino, 35 anos, diagnosticado com síndrome de Parry-Romberg (PRS). (E, G) Vista pré-operatória. (F, H) Vista pós-operatória 12 meses após a lipoinjecção enriquecida com células estaminais derivadas do tecido adiposo.

CAPÍTULO 10

10. CÉLULAS ESTAMINAIS EM ONCOLOGIA

INTRODUÇÃO: - [12]

O peso do cancro a nível mundial é imenso, mas a nossa capacidade de curar a maioria dos cancros continua, infelizmente, a ser bastante limitada. Os tumores são colecções clonais e heterogéneas de células anormais cujo desenvolvimento só é parcialmente compreendido. Recentemente, o modelo **das células estaminais cancerígenas (CSC)** ressurgiu como uma forma convincente de conciliar as propriedades aparentemente contraditórias da **clonalidade** e da **heterogeneidade** do desenvolvimento, postulando que um subconjunto de células em certos tumores - as células estaminais cancerígenas - se auto-renovam, dão origem a várias células tumorais diferenciadas e, em última análise, impulsionam o crescimento do tumor e as metástases. As ferramentas modernas da biologia das células estaminais forneceram fortes indícios que apoiam este modelo - em especial com o isolamento prospetivo de CSC de tumores malignos hematológicos e sólidos, tanto em ratos como em seres humanos. medida que as vias moleculares subjacentes à auto-renovação foram sendo dissecadas, tornou-se evidente a possibilidade de as células estaminais cancerosas surgirem tanto de células estaminais normais como de células progenitoras não auto-renováveis. O termo "célula estaminal cancerígena" é, portanto, uma definição operacional que não implica uma relação com uma célula estaminal de um tecido normal. Em última análise, as células estaminais cancerosas terão provavelmente efeitos profundos na nossa concetualização e tratamento do cancro.

CLONALIDADE E HETEROGENEIDADE NOS TUMORES: - [12]

Os tumores têm uma única célula de origem

A clonalidade dos tumores é um princípio fundamental da biologia do cancro. Cada tumor - independentemente da sua dimensão ou heterogeneidade - tem origem, em última análise, numa única célula transformada, designada por célula de origem. Este princípio foi demonstrado pela primeira vez nas neoplasias malignas das mulheres, utilizando o fenómeno de inativação do cromossoma X (Fialkow, 1972; Fialkow et al., 1972; Gale e Linch, 1998). Durante o desenvolvimento feminino inicial, o processo de lionização faz com que diferentes células somáticas (e a sua descendência) inactivem aleatoriamente um dos seus dois cromossomas X; consequentemente, uma mulher adulta é um mosaico de duas populações celulares distintas, expressando o cromossoma X materno ou paterno. Quando se caracterizam tumores de mulheres heterozigóticas para vários loci ligados ao X, as células cancerosas exibem apenas um padrão de inativação do cromossoma X, sugerindo uma origem comum (clonal). Outras análises utilizando o locus HUMARA (recetor de androgénio humano) altamente polimórfico ligado ao X, bem como padrões distintos de metilação do promotor herdados de forma estável em diferentes cromossomas X, foram utilizados para demonstrar este ponto (Fearon et al., 1987; Vogelstein et al., 1987). A clonalidade tumoral também pode ser demonstrada em neoplasias malignas em que todas as células cancerosas apresentam a mesma translocação cromossómica, como o cromossoma Filadélfia (Yoffe et al., 1987). Do mesmo modo, as células de linfoma que apresentam todos os mesmos rearranjos genómicos no locus da imunoglobulina ou no locus do recetor de células T devem ter tido uma origem comum. Embora alguns estudos tenham sugerido que os tumores podem nem sempre ser clonais nas suas fases iniciais (Novelli et al., 1996; Thliveris et al., 2005; Halberg e Dove, 2007), a clonalidade do cancro emergiu como um princípio central na tumorigénese. Esta ideia também se aplica a outros tumores sólidos utilizando técnicas semelhantes.

Células estaminais cancerígenas, uma definição funcional: - [12]

É importante referir que o termo "célula estaminal cancerígena" é uma definição operativa que não implica necessariamente uma relação de desenvolvimento com as células estaminais normais; em vez disso, afirma apenas que um subconjunto de células de um tumor pode auto-renovar-se e elaborar a heterogeneidade do tumor (Clarke et al., 2006). Em última análise, a definição depende dos ensaios de auto-renovação e tumorigenicidade. Além disso, o modelo das células estaminais cancerígenas não implica qual a percentagem de células de um tumor que são células estaminais cancerígenas. Alguns tumores muito agressivos podem ter uma percentagem elevada de células estaminais cancerígenas (Kelly et al., 2007; Kennedy et al., 2007) e os tratamentos quimioterapêuticos podem aumentar a frequência das células estaminais cancerígenas num tumor (Dylla et al., 2008); no entanto, nenhuma destas observações afecta a definição operacional. O modelo estocástico e o modelo das células estaminais cancerígenas não são mutuamente exclusivos. Uma vez que são células malignas, as células estaminais cancerosas apresentam provavelmente instabilidade genómica e um fenótipo mutante (Lengauer et al., 1998; Hanahan e Weinberg, 2000). Assim, à medida que se dividem e dão origem a descendentes tumorigénicos e não-tumorigénicos, podem desenvolver-se subclones de células estaminais cancerígenas. Assim, a população de células estaminais cancerígenas num tumor pode tornar-se heterogénea (Odoux et al., 2008). Além disso, diferentes subclones de células estaminais cancerosas podem dar origem a células não tumorigénicas genomicamente distintas.

CARACTERÍSTICAS QUE DEFINEM AS CÉLULAS ESTAMINAIS NOS TECIDOS NORMAIS: - [12]

Auto-renovação e diferenciação

Os tecidos são colecções complexas e organizadas de células que desempenham funções especializadas utilizando múltiplas células efectoras distintas, diferenciadas terminalmente. Muitas vezes, estas células efectoras têm um tempo de vida que é apenas uma fração do tempo de vida do organismo. Assim, para manter a homeostase dos tecidos e evitar a sua degeneração, os tecidos devem dispor de um mecanismo de auto-renovação, o que implica necessariamente a proliferação e diferenciação celular. Isto é conseguido através das células estaminais multipotentes dos tecidos, que são células com desenvolvimento comprometido, mas relativamente indiferenciadas, que podem dar origem a um ou mais tipos de células diferenciadas.

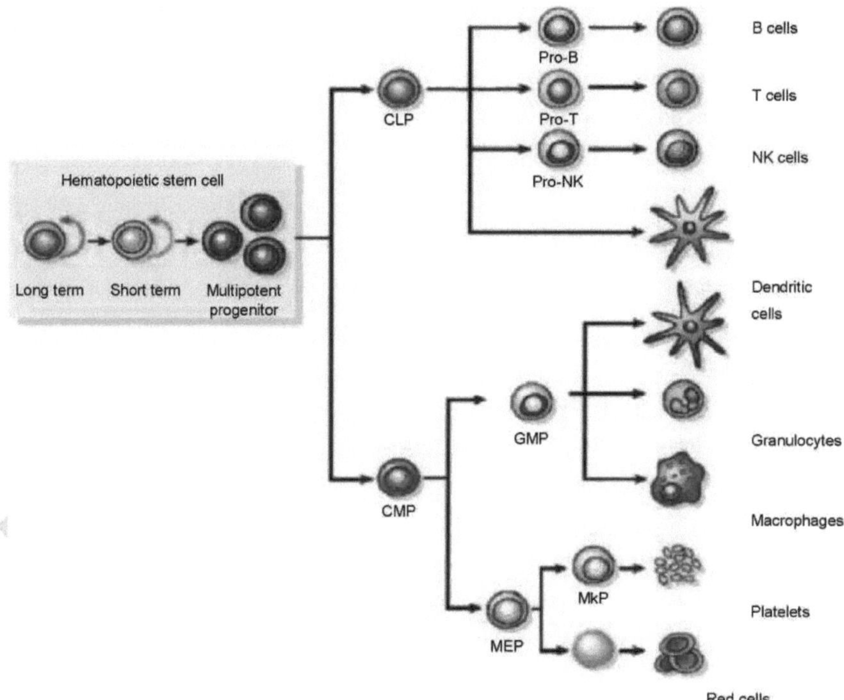

As células estaminais têm duas caraterísticas que, em conjunto, as distinguem das outras células de um tecido: auto-renovação e potencial de diferenciação. A auto-renovação é a capacidade de uma célula se dividir e dar origem a, pelo menos, uma célula filha com uma capacidade proliferativa alargada e o mesmo potencial de desenvolvimento que a sua progenitora (Weissman, 2000; Melton D, 2004). Esta caraterística distingue as células estaminais das outras células do tecido, incluindo as células progenitoras. A demonstração experimental rigorosa da auto-renovação a longo prazo pode ser um desafio, uma vez que o potencial de desenvolvimento de uma célula pode não se tornar totalmente evidente até que tenham decorrido várias divisões celulares (Weissman et al., 2001).

A diferenciação é a capacidade de uma célula comprometida dar origem a um ou mais tipos de células maduras distintas do ponto de vista do desenvolvimento. Esta propriedade não é exclusiva das células estaminais. Por exemplo, tanto as células estaminais hematopoiéticas como as células progenitoras podem dar origem a todas as principais linhagens hematopoiéticas (Figura 53-1). No entanto, uma vez que apenas as células estaminais se auto-renovam, se a medula óssea de um ratinho letalmente irradiado for reconstituída com células progenitoras em vez de células estaminais, a hematopoiese adequada de várias linhagens apenas persistirá durante um período de tempo finito (Spangrude et al., 1988; Morrison et al., 1995). Eventualmente, as células progenitoras deixarão de contribuir para a hematopoiese e o rato sucumbirá (em aproximadamente oito semanas) à medida que as células sanguíneas diferenciadas terminalmente se esgotam.

O tamanho do compartimento das células estaminais, ou seja, o número de células estaminais num tecido num dado momento, está sob controlo genético apertado (Muller-Sieburg e Riblet, 1996; Muller-Sieburg et al., 2000). Quando uma célula estaminal se divide simetricamente para dar origem a duas células estaminais, o compartimento de células estaminais é expandido. Em alternativa, quando a célula estaminal se divide assimetricamente para dar origem a uma célula estaminal e a uma célula não estaminal, o compartimento das células estaminais é mantido (Horvitz e Herskowitz, 1992; Morrison e Kimble, 2006). É claro que o compartimento das células estaminais também pode diminuir se uma célula estaminal se dividir para dar origem a duas células não estaminais. Podem também estar em jogo outros mecanismos de regulação da dimensão do compartimento das células estaminais. Isto é provavelmente relevante para a biologia do cancro, pois uma das previsões do modelo das células estaminais cancerígenas seria que os genes supressores de tumores poderiam restringir a dimensão do compartimento das células estaminais cancerígenas. Além disso, os tumores mais agressivos podem ter um compartimento de células estaminais cancerígenas mais pronunciado (Dylla et al., 2008).

IMPLICAÇÕES CLÍNICAS DAS CÉLULAS ESTAMINAIS CANCERÍGENAS: - [12]

O modelo das células estaminais cancerígenas tem várias implicações clínicas importantes, algumas das quais podem ser profundas. Poderá não só contribuir com um novo mecanismo fisiopatológico para explicar a resistência dos tumores ao tratamento, mas também melhorar a capacidade dos clínicos para diagnosticar, fazer o prognóstico e tratar o cancro de forma mais eficaz.

Uma vez que o modelo das células estaminais cancerígenas sugere que as CSC são responsáveis pelo crescimento sustentado e descontrolado das doenças malignas, os insucessos do tratamento na clínica podem dever-se, em parte, à resistência das células estaminais cancerígenas à terapêutica. Se as células estaminais cancerosas forem intrinsecamente mais resistentes ao tratamento (como a quimioterapia ou a radioterapia) do que as outras células do tumor, então o tratamento deverá aumentar a percentagem de células estaminais cancerosas em relação aos níveis pré-tratamento. Por outro lado, se todas as células forem igualmente sensíveis ao tratamento, então as percentagens relativas de células tumorigénicas e não tumorigénicas não devem mudar à medida que o tumor diminui.

Em apoio a esta previsão, um estudo recente que examinou xenoenxertos de cancro do cólon de passagem precoce mostrou que as células CD44+ESA+, a população que contém as células estaminais do cancro do cólon, foram significativamente enriquecidas após o tratamento com ciclofosfamida, um agente quimioterapêutico. Os tumores que tinham sido expostos à ciclofosfamida apresentavam um compartimento CD44+ESA+ alargado e também mais células tumorigénicas em relação aos controlos, como demonstrado num estudo de diluição em série da tumorigenicidade. É importante notar que, mesmo após o tratamento, um número igual de CSC dos braços de tratamento e de controlo era igualmente tumorigénico (Dylla et al., 2008). Do mesmo modo, em doentes humanos com cancro da mama localmente avançado, a frequência de CSC, tal como demonstrado pelo fenótipo imunitário, bem como a capacidade de formar mammosferas in vitro (um ensaio que se correlaciona com a atividade das células estaminais), aumentou significativamente pouco tempo após o tratamento (Li et al., 2008).

A redução inicial frequentemente observada de um tumor logo após o tratamento pode refletir a sensibilidade relativa das células não tumorigénicas que constituem a maior parte do tumor e pode não ser tão importante como se pensa atualmente. Assim, a variável clínica mais importante para avaliar a resposta ao tratamento e o prognóstico pode não ser o tamanho absoluto do tumor, mas sim o número absoluto de CSCs remanescentes após o tratamento. Do mesmo modo, os tumores com elevadas proporções de células estaminais cancerígenas podem ser mais agressivos e difíceis de tratar. Isto não quer dizer que não se deva tentar eliminar a maior parte das células cancerígenas de um tumor. O facto de certas mutações poderem permitir a auto-renovação de células progenitoras normais (Akala et al., 2008) sugere que as mutações podem reativar programas de auto-renovação em células cancerígenas residuais não tumorigénicas em alguns doentes. No entanto, a eliminação da população de células estaminais cancerígenas num tumor poderia conduzir a resultados clínicos dramaticamente melhores.

Para além da sua resistência intrínseca ao tratamento, é provável que as CSC também possuam mecanismos de aquisição de resistência ao tratamento, como a instabilidade genética. As várias alterações genéticas que se sabe ocorrerem nos tumores - incluindo mutações pontuais, rearranjos cromossómicos, aneuploidia e amplificações de genes - podem ocorrer nas CSC (Lengauer et al., 1998). De facto, um estudo sobre células tumorigénicas do cancro do cólon sugere que estas podem desenvolver alterações cariotípicas (Odoux et al., 2008), mas ainda não está provado se isto ocorre in vivo e conduz à resistência ao tratamento.

CAPÍTULO 11

11. BIBLIOGRAFIA

1. **PM Sunil, R Manikandhan,[1] MS Muthu,[2] e S Abraham[3] :** Terapia com células estaminais na região oral e maxilofacial: Uma visão geral.

2. **Rabie M. Shanti, BS, Wan-Ju Li, PhD, Leon J. Nesti, MD, PhD, Xibin Wang, PhD, Rocky S. Tuan, PhD:** Células-tronco mesenquimais adultas: Propriedades biológicas, caraterísticas e aplicações em cirurgia maxilofacial.

3. **M. William Lensch, PhD:** History of Stem Cell Research - A Timeline.

4. **Sibel Yildirim:** ***Células estaminais da polpa dentária.*** Turquia: Springer, 2013. Impresso; Capítulo 5; Página nº 41-49.

5. **Adrian McArdle, M.B., B.Ch. Kshemendra Senarath-Yapa, M.B.B.Chir. Graham G. Walmsley, B.S. Michael Hu, M.D., M.P.H. David A. Atashroo, M.D. Ruth Tevlin, M.B., B.Ch. Elizabeth Zielins, M.D. Geoffrey C. Gurtner, M.D. Derrick C. Wan, M.D. Michael T. Longaker, M.D:** O papel das células estaminais na cirurgia estética: Facto ou Ficção? - Volume 134, Número 2; Avaliação dos procedimentos cosméticos com células estaminais, agosto de 2014.

6. **Maciej Kozlik1[A-D,F] , Piotr Wojcicki[1, 2, A, C, E, F]** : O uso de células estaminais em cirurgia plástica e reconstrutiva. Adv Clin Exp Med 2014, 23, 6, 1011-1017 ISSN 1899-5276.

7. **Hernan Arango, DDS[1] , Nadim Elneser, DDS2, Saulo Pineda, DDS[3] , Alfonso Ayala-Gomez, DDS4, Jaime Castro-Nunez, DMD5:** O uso de células estaminais na cirurgia de fenda labial, Journal of Head & Neck Physicians and Surgeons, Vol 2, Issue 1, 2014 Pg 10-17.

8. **Upadhyay RK:** Use of Stem Cells in Dental Implants and Enamel Regenerative Therapies (Utilização de células estaminais em implantes dentários e terapias regenerativas do esmalte), Volume 2, Número 1:9, 18 de janeiro de 2015.

9. **L. Wang M.S., M. Lazebnik e M. S. Detamore Ph.D:** Hyaline cartilage cells outperform mandibular condylar cartilage cells in a TMJ fibrocartilage tissue engineering application, Osteoarthritis and Cartilage, Volume 17, Número 3, março de 2008.

10. **Ahtiainen K, Mauno J, Ella" V, Hagstro "m J, Lindqvist C, Miettinen S, Ylikomi T, Kelloma "ki M, Seppa "nen R.** 2013 Células estaminais adiposas autólogas e discos de polilactida na substituição do disco da articulação temporomandibular de coelho. J R Soc Interface 10: 20130287.

11. **Michelle Griffin & Deepak M. Kalaskar & Peter E. Butler & Alexander M. Seifalian:** The Use of Adipose Stem Cells in Cranial Facial Surgery, Stem Cell Rev and Rep (2014) 10:671-685.

12. **V. D'andrea[1] , S. Guarino[1] , F.M. DI Matteo[1] , M. Maugeri Sacca[2] , R. DE Maria[2]** : Cancer stem cells in surgery G Chir Vol. 35 - n. 11/12 - pp. 257-259 novembro-dezembro 2014.

13. **Linda F. Pettersson1,3 - Paul J. Kingham1 - Mikael Wiberg1,2 - Peyman Kelk1**: Diferenciação osteogénica in vitro de células estaminais mesenquimais humanas do maxilar em comparação com tecido dentário, Tissue Eng Regen Med, DOI 10.1007/s13770-017-0071-0.

14. **Deepak Passi, Dhirendra Srivastva, Sonal Mishra, Subha Ranjan Dutta[1] , Gagan Mehta[2] , Pranshu Singh[2]** : CÉLULAS-TRONCO EM CIRURGIA DENTAL E MAXILLOFACIAL: UMA VISÃO GERAL, EJDTR, 2014:3(1):195-198.

15. **Gabiec K.[1, A-D], Wyrzykowska K.[1, A-D], D^browska Z. ,[1BG] , Antoniak M. [1, B, ,DE] , D^browska E.[2, A , B, C,F] :** As células estaminais são a esperança da estomatologia moderna Prog Health Sci 2017. Vol 7. No 1.

16. **Elisabet Farre'-Guasch, D.D.S., M.D., Carles Marti'-I'age's, M.D., FEBOMS, Ph.D., Federico Hernandez-Alfaro, D.D.S., M.D., F.E.B.O.M.S., Ph.D., Jenneke Klein-Nulend, Ph.D., e Nu'ria Casals, Ph.D.:** Buccal Fat Pad, an Oral Access Source of Human Adipose Stem Cells with Potential for Osteochondral Tissue Engineering: Um Estudo In Vitro, Tissue Engineering: Parte C Volume 16, Número 5, 2010.

17. **Alexander A. Maximow:** The lymphocyte as a stem cell, common to different blood elements in embryonic development and during the post-fetal life of mammals, Cellular Therapy and Transplantation (CTT), Vol. 1, No. 3.

18. **L Hu, Y Liu, S Wang:** Stem cell- based tooth and periodontal regeneration, Oral Diseases. 2017;1-10.

19. **Derek A. Banyard, Ara A. Salibian, Alan D. Widgerow, Gregory R. D. Evans:** Implications for human adipose-derived stem cells in plastic surgery, J. Cell. Mol. Med. Vol XX, No X, 2014 pp. 1-10.

20. **Dr. P.E. Chandra Mouli, Dr. S. Manoj Kumar, Dr. B. Senthil, Dr. S. Parthiban, Dr. R. Priya, Dr. R. Subha:** Stem Cells in Dentistry- A Review, P.E. Chandra Mouli et al /J. Pharm. Sci. & Res. Vol.4(7), 2012, 1872 - 187.

21. **Saba Majid, Dr. Ramesh Ram Fry, Dr. Samta Goyal, Dr. Jatinder Pal Singh Chawla:** Stem Cells in Dentistry: A Boon to Oral & Maxillofacial Surgery, IOSR Journal of Dental and Medical Sciences (IOSR-JDMS) e-ISSN: 2279-0853, p-ISSN: 2279-0861.Volume 15, Issue 1 Ver. III (Jan. 2016), PP 62-68.

22. **Stefania Niada, Lorena Maria Ferreira, Elena Arrigoni, Alessandro Addis, Marino Campagnol, Eugenio Broccaioli e Anna Teresa Brini:** Porcine adipose- derived stem cells from buccal fat pad and subcutaneous adipose tissue for future preclinical studies in oral surgery, Stem Cell Research & Therapy 2013, 4:148, Pg 111.

23. **Alejandro Sa'nchez Alvarado e Shinya Yamanaka:** Rethinking Differentiation: Stem cells, Regeneration and Plasiticity: Cell 157, 27 de março de 2014, Elsevier Inc.111.

24. **Lydia N. Melek:** Engenharia de tecidos na reconstrução oral e maxilofacial: Tanta Dental Journal 12 (2015) 211e223.

25. **Takazumi Yasui, Yo Mabuchi, Satoru Morikawa, Katsuhiro Onizawa, Chihiro Akazawa, Taneaki Nakagawa, Hideyuki Okano, Yumi Matsuzaki:** Isolamento de células estaminais da polpa dentária com elevado potencial osteogénico, Inflamação e regeneração (2017) 37:8.

26. **Ana Angelova Volponi, Yvonne Pang e Paul T. Sharpe:** Stem cell based biological tooth repair and regeneration.

27. **Sunil Vyas, Krishna Vyas, Madathanapalli Satish, Vaishali Shende, Rahul Srivastav:** Stem Cells- The Future of Dentistry: A Review, Journal of Indian Academy of Oral Medicine and Radiology, julho-setembro de 2011; 23(3): S370-372.

28. **Raymond Britto. P:** Stem cell therapy in oral and maxillofacial region, International Journal of Advancements in Research & Technology, Volume 3, Issue 8, August-2014.

29. **Marco Tatullo, Massimo Marrelli, Francesco Paduano:** A Medicina Regenerativa na Cirurgia Oral e Maxilofacial: The Most Important Innovations in the Clinical Application of Mesenchymal Stem Cells, Int. J. Med. Sci. 2015, Vol. 12, Pg 72-77.

30. **B. Pavan Kumar, S. Ram Mohan, A. P. Mohan, K. A. Jeevan Kumar, B. Yashwanth Yadav:** Versatility of Pluripotent Undifferentiated Stem Cells Aspirated from Bone Marrow and its Application in Oral and Maxillofacial Surgery (Versatilidade das células estaminais indiferenciadas pluripotentes aspiradas da medula óssea e sua aplicação na cirurgia oral e maxilofacial).

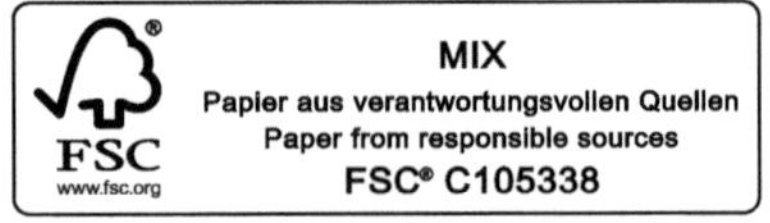

Printed by Books on Demand GmbH, Norderstedt / Germany